Norbert Smetak

Praxisleitfaden Rivaroxaban

Moderne Antikoagulationstherapie
in der internistischen Praxis

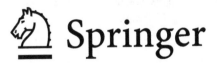 Springer

Dr. Norbert Smetak
Hahnweidstraße 21
73230 Kirchheim

ISBN-13 978-3-642-40702-4   ISBN 978-3-642-40703-1 (eBook)
DOI 10.1007/978-3-642-40703-1

Die Deutsche Nationalbibliothek verzeichnet diese Publikation in der Deutschen Nationalbibliografie;
detaillierte bibliografische Daten sind im Internet über http://dnb.d-nb.de abrufbar.

© Springer-Verlag Berlin Heidelberg 2015

Einbandabbildung: Bayer Pharma AG, Dr. Smetak

Gedruckt auf säurefreiem und chlorfrei gebleichtem Papier

Springer-Verlag GmbH Berlin Heidelberg ist Teil der Fachverlagsgruppe Springer Science + Business Media
(www.springer.com)

Vorwort

Liebe Kolleginnen und Kollegen,

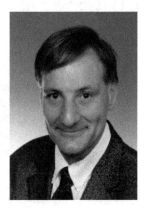

dieser Leitfaden soll Sie sehr praxisorientiert und in der notwendigen Kürze bei der Behandlung Ihrer Patienten mit dem Faktor-Xa-Inhibitor Rivaroxaban unterstützen. Der Hintergrund: Eine älter werdende Bevölkerung erfordert immer häufiger eine antikoagulative Therapie. Das Indikationsspektrum reicht dabei von der tiefen Beinvenenthrombose bis zur Lungenembolie im venösen System und vom akuten Koronarsyndrom bis zum Vorhofflimmern im arteriellen System.

Vor allem die Notwendigkeit zur Antikoagulation bei Vorhofflimmern nimmt in den neuen Guidelines der ESC einen breiten Raum ein. Neben einer differenzierteren Betrachtungsweise des Embolierisikos über den CHA_2DS_2-VASc-Score wird auch das Blutungsrisiko über den HAS-BLED-Score in die Guidelines aufgenommen.

Für die erforderliche Dauertherapie wurden seit 2011 eine Reihe neuer Substanzen zugelassen, die es uns ermöglichen, die Ära der von ständigen Kontrollmessungen geprägten Vitamin K-Antagonisten hinter uns zu lassen. Zu diesen Substanzen gehört der Faktor-Xa–Inhibitor Rivaroxaban. Praktische Fragen zu dessen Einsatz innerhalb der zugelassenen Indikationen werden wir in diesem Booklet beantworten. Viele der Fallbeispiele stammen aus meiner eigenen Praxis und ich würde mich sehr über Anregungen, Verbesserungsvorschläge und ggf. eigene Kasuistiken freuen.

Kirchheim, Mai 2015

Norbert Smetak

Internist / Kardiologe / Angiologe

Inhaltsverzeichnis

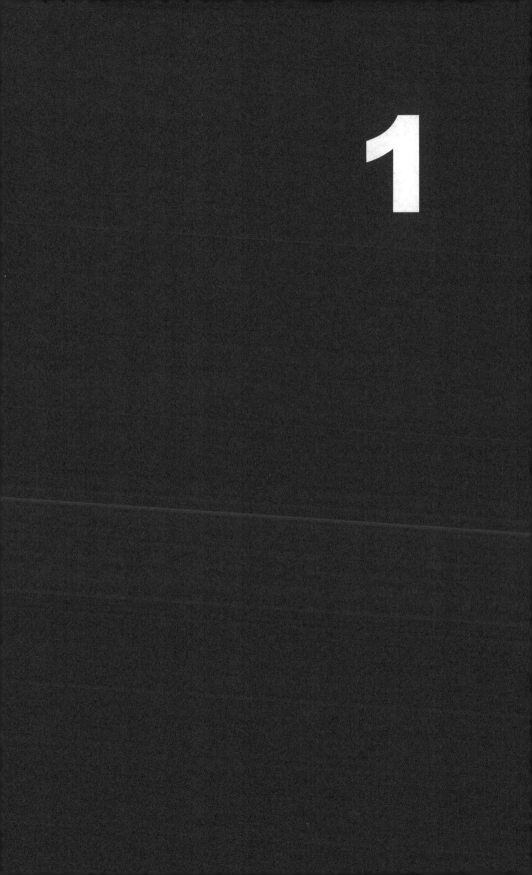

1

1 Paradigmenwechsel in der oralen Antikoagulation

Jahrzehntelang war der Begriff „orale Antikoagulation" ein Synonym für die Therapie mit Vitamin K-Antagonisten wie Phenprocoumon, Warfarin oder Acenocoumarol. Inzwischen ist eine neue Generation oral wirksamer gerinnungshemmender Substanzen verfügbar, die im Gegensatz zu den Vitamin K-Antagonisten nicht die Herstellung, sondern die enzymatische Wirkung der jeweiligen Gerinnungsfaktoren beeinflussen und nicht auf endogenes Antithrombin angewiesen sind.

Rivaroxaban ist seit 2011 für die Prävention von Schlaganfällen bei Patienten mit nicht-valvulärem Vorhofflimmern und zur Behandlung der akuten tiefen Venenthrombose und zur Prävention der rezidivierend auftretenden tiefen Venenthrombose und Lungenembolie zugelassen. Zudem zur Behandlung der Lungenembolie auch ohne Thrombosenachweis. Im Mai 2013 wurde die Zulassung für den Einsatz in Kombination mit einer Standardtherapie zur Antithrombozytenaggregation als Sekundärprophylaxe nach akutem Koronarsyndrom erteilt.

1.1 Biochemie der Blutgerinnung – ein Refresher

Die Blutgerinnung ist ein komplexer biochemischer Prozess, der in Form einer Kaskade abläuft. Man unterscheidet das intrinsische System und das extrinsische System, das z. B. durch eine Gefäßverletzung aktiviert wird. Bei einer Gefäßverletzung heften sich Thrombozyten an frei liegende subendotheliale Strukturen. Die Blutplättchen werden aktiviert und setzen Stoffe frei, die weitere Thrombozyten anlocken und aktivieren. Es werden verschiedene Stoffwechselwege aktiviert, Gerinnungs- und Wachstumsfaktoren sowie gefäßverengende Substanzen wie Thromboxan A2 freigesetzt. Die Thrombozyten aggregieren und verschließen sehr rasch als „weißer Thrombus" die frische Wunde.

Diese primäre Hämostase dauert nur wenige Minuten und hält den Blutverlust gering. Der weiße Thrombus ist aber wenig stabil. Die gleichzeitige Aktivierung der Gerinnungskaskade mit der Bildung von Thrombin und Fibrin sorgt dafür, dass schließlich ein stabiler Thrombus entsteht. Das intrinsische Gerinnungssystem, das beim Kontakt mit einer negativ geladenen Oberfläche aktiviert wird, stellt vor allem die Reaktionen an der Oberfläche der aktivierten Thrombozyten dar.

 In der Aktivierung des Gerinnungsfaktors X münden intrinsische und extrinsische Systeme. Die Aktivierung von Faktor X (FXa) führt letztendlich zur Umwandlung von Prothrombin in Thrombin.

Thrombin induziert die Bildung von Fibrin aus Fibrinogen und trägt damit zur Stabilisierung des primären Thrombus bei. Andererseits trägt Thrombin auch zur weiteren Aktivierung von Plättchen und Gerinnungsfaktoren bei.

Jedoch hat Thrombin – im Gegensatz zum FXa – auch Bedeutung außerhalb der Gerinnungskaskade, etwa bei Zellproliferation und Entzündung. Da die einzig bekannten Funktionen von FXa prokoagulatorisch sind, erscheint Faktor Xa als besonders spezifisches Ziel für die Antikoagulation.

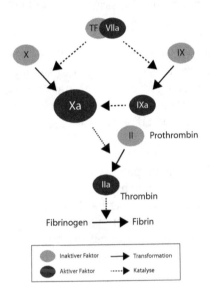

Abb. 1 In der Aktivierung des Gerinnungs-faktors X münden intrinsische und extrinsische Systeme. Die Aktivierung von Faktor X (FXa) führt letztendlich zur Umwandlung von Prothrombin in Thrombin. Thrombin induziert die Bildung von Fibrin aus Fibrinogen und trägt damit zur Stabilisierung des primären Thrombus bei.

1.2 Stellenwert thrombotischer Erkrankungen
Thrombembolische Ereignisse im venösen und arteriellen Gefäßsystem – dazu gehören venöse Thrombembolien, ischämische Herzerkrankung und Schlaganfälle – sind eine häufige Morbiditäts- und Mortalitätsursache.

Venöse Thrombembolien
Jährlich erleiden weltweit 6,5 Millionen Menschen eine venöse Thrombembolie (VTE). Allein in der EU sterben daran jedes Jahr 543.000 Menschen – mehr als doppelt so viele Tote, wie AIDS, Mamma- und Prostatakrebs sowie Verkehrsunfälle jedes Jahr zusammen fordern. Vor allem nach größeren orthopädischen Eingriffen ist das Thrombembolie-Risiko hoch. Denn dann treffen alle drei

Thrombose fördernden Faktoren zusammen:
• Gefäßverletzungen durch den Eingriff
• Immobilität (verlangsamter Blutfluss)
• Hyperkoagulabilität

Ohne Prophylaxe entwickeln 40–60 % der Patienten nach Hüftgelenk- und 40–85 % nach Kniegelenk-Ersatzoperationen eine tiefe Venenthrombose. Für Eingriffe nach Oberschenkelhalsfrakturen liegt diese Rate bei 46–60 %. Nicht nur in der Zeit direkt nach dem Eingriff, auch nach der Entlassung aus der Klinik besteht ein erhebliches Thromboserisiko.

Trotz antikoagulativer Behandlung erleiden immer noch ca. 1,5–2 % der VTE-Patienten in den ersten sechs Monaten nach dem Ersterignis ein Rezidiv. Ungefähr 6 % aller venösen Thrombembolien verlaufen tödlich. Das Mortalitätsrisiko steigt erheblich bei Vorliegen einer Lungenembolie, im fortgeschrittenen Alter und bei bestehenden Tumor- oder kardiovaskulären Erkrankungen.

Lungenembolien
Ein Drittel der Patienten mit einer tiefen Beinvenenthrombose (TVT) entwickelt eine Lungenembolie. Es handelt sich um die gefährlichste Komplikation der VTE. Etwa 10–25 % der Patienten mit Lungenembolien sterben – viele bereits in der ersten Stunde nach Manifestation. Lungenembolien sind die häufigste vermeidbare Ursache von Todesfällen in der Klinik und damit die bevorzugte Strategie, um die Patientensicherheit zu verbessern.

Arterielle Thrombosen
Arterielle Gefäßverschlüsse, Herzinfarkte und Schlaganfälle sind noch häufiger als venöse Thrombembolien. Der Herzinfarkt ist eine der Haupttodesursachen in den Industrienationen. Die Inzidenz in der Bundesrepublik beträgt etwa 300 Infarkte jährlich pro 100.000 Einwohner. Demnach erleiden in Deutschland jedes Jahr etwa 250.000 Menschen einen Herzinfarkt.

Kosten
Bei Patienten, die nach einem größeren orthopädischen Eingriff eine VTE erleiden, verlängert sich der Klinikaufenthalt im Schnitt um mehr als das Doppelte. Auch die Kosten werden mehr als verdoppelt. Die Folgekosten von Thrombosen bei Patienten mit chronisch-venöser Insuffizienz belasten das deutsche Gesundheitssystem mit schätzungsweise 2,5 Milliarden Euro jährlich. Die geschätzten gesamten Behandlungskosten sind bei Patienten, die keine Prophylaxe erhalten, sehr viel höher als unter einer Standardprophylaxe. Kostentreiber ist die höhere Rate an VTE ohne Prophylaxe.

Laut Statistischem Bundesamt sterben im Jahr nahezu 140.000 Menschen in Deutschland an ischämischen Herzkrankheiten, davon fast 57.000 Menschen an einem akuten Herzinfarkt. Der Schlaganfall ist in Deutschland nach den ischämischen Herzerkrankungen und nach Krebs mit 15% die dritthäufigste Sterbeursache. Etwa 85% aller Schlaganfälle sind ischämisch bedingt. Der Apoplex ist zudem die häufigste Ursache für erworbene Behinderungen bei Erwachsenen sowie für Pflegebedürftigkeit im Alter. 150.000 Schlaganfälle treten jährlich neu in der Bundesrepublik auf, davon sind 15–20% embolischer Genese. Hinzu kommen etwa 15.000 Rezidivfälle pro Jahr.

Der Anteil der Herz-Kreislauf-Erkrankungen an den gesamten Krankheitskosten lag zuletzt bei 14,9% und betrug 35,2 Milliarden Euro. Dabei waren die zerebrovaskulären Erkrankungen wie Schlaganfälle und Hirninfarkte allein für 3,4% der Gesamtkosten verantwortlich.

 Viele Infarkte, Schlaganfälle und venöse Thrombembolien wären vermeidbar, wenn bei Patienten mit hohem Risiko (z.B. nach Erstereignis, nach OP oder bei Vorhofflimmern) auf eine konsequente Thromboseprophylaxe geachtet würde.

Risikostufen	Risiko ohne Prophylaxe	Vorschlag zur Thromboseprophylaxe
Niedriges Risiko z.B. kleine operative Eingriffe, Verletzungen ohne Bettlägerigkeit	< 10%	keine spezifische Prophylaxe, frühe und aggressive Mobilisierung
Mittleres Risiko z.B. länger andauernde Operationen, Immobilisation der unteren Extremitäten, internistische Erkrankung mit Bettlägerigkeit	10–40%	– 1 x täglich NMH s.c. oder – 2–3 x täglich UFH s.c. oder – 1 x täglich Fondaparinux s.c. für internistische Patienten – physikalische Prophylaxe
Hohes Risiko z.B. größere Eingriffe an Wirbelsäule, Hüft- und Kniegelenk; Po¬lytrauma; schwere Verletzungen der Wirbelsäule, des Beckens und/oder der unteren Extremitäten; schwer erkrankte Patienten mit intensivmedizinischer Behandlung.	40–80 %	- 1 x täglich NMH sc oder - 1 x täglich Fondaparinux sc für internistische Patienten - aPTT-gesteuerte UFH im Einzelfall Hüft- und Kniegelenkersatz: - 1 x täglich Dabigatranexilat oder - 1 x täglich Rivaroxaban
NMH = niedermolekulares Heparin, UFH = unfraktioniertes Heparin, aPTT = aktivierte partielle Thromboplastinzeit Quelle: modifiziert nach Geerts, 2008		

Tab. 1 VTE-Risikokategorien und Maßnahmen zur Thromboseprophylaxe.

1.3 Traditionelle Antikoagulanzien

Die traditionell für die Antikoagulation eingesetzten Substanzen wie Heparin oder Vitamin K-Antagonisten sind sehr effizient, haben aber eine Reihe von Nachteilen. Keine erfüllt alle als ideal definierten Voraussetzungen an eine antikoagulativ wirksame Substanz. Niedermolekulares Heparin muss injiziert werden und birgt das Risiko, eine Thrombozytopenie zu induzieren. Unfraktioniertes Heparin erfordert darüber hinaus ein engmaschiges Monitoring und regelmäßige Dosisanpassungen. Auch Fondaparinux muss injiziert werden.

Vitamin K-Antagonisten wie Phenprocoumon oder Warfarin werden vor allem eingesetzt, wenn eine langfristige Antikoagulation notwendig ist, etwa bei der Therapie und Rezidivprophylaxe venöser Thrombembolien oder der Schlaganfallprophylaxe bei Patienten mit Vorhofflimmern. Durch die hohe Variation ihrer Wirkung und vielen bekannten Wechselwirkungen mit Nahrungsmitteln und häufig verordneten Medikamenten sind sie pharmakologisch problematisch. Die antikoagulatorische Wirkung ist schwer vorherzusagen und erfordert ein regelmäßiges Monitoring sowie häufig Dosisanpassungen.

 In der Praxis sind Patienten unter Vitamin K-Gabe – bedingt durch ein kleines therapeutisches Fenster – oft entweder nicht ausreichend vor thrombotischen Ereignissen geschützt oder einem erhöhten Blutungsrisiko ausgesetzt.

	Orale Gabe	Keine signif. Wechselwirkungen	Kein Monitoring erforderlich	Feste Dosis	Kein Thrombozytopenierisiko
NMH		✓	✓	✓	
UFH		✓			
Fondaprinux		✓	✓	✓	✓
VKA	✓				✓

NMH = niedermolekulares Heparin, UFH = unfraktioniertes Heparin, VKA = Vitamin K-Antagonisten

Tab. 2 Eigenschaften traditioneller Antikoagulanzien.

1.4 Rivaroxaban – Musterbeispiel moderner Antikoagulationstherapie

Ein idealer Wirkstoff sollte oral zu verabreichen sein, um bei Patienten mit einem langfristig erhöhten Risiko für venöse oder arterielle Thrombosen im ambulanten wie stationären Bereich eine Dauerbehandlung mit einer vorhersehbaren, zuverlässigen Hemmung der Blutgerinnung zu ermöglichen. Am besten bei fixer Dosierung, ohne dass Alter, Geschlecht oder Körpergewicht des Patienten berücksichtigt werden müssen.

	Orale Gabe	Keine signif. Wechselwirkungen	Kein Monitoring erforderlich	Feste Dosis	Kein Thrombozytopenierisiko
Ideal	✓	✓	✓	✓	✓
NMH		✓	✓	✓	
UFH		✓			
Fondaparinux		✓	✓	✓	✓
VKA	✓				✓
Rivaroxaban	✓	✓	✓	✓	✓
NMH = niedermolekulares Heparin, UFH = unfraktioniertes Heparin, VKA = Vitamin K-Antagonisten					

Tab. 3 Traditionelle Antikoagulanzien und Rivaroxaban im Vergleich.

Dieses Anforderungsprofil erfüllt der direkte Faktor-Xa-Inhibitor Rivaroxaban, der an der Schaltstelle von extrinsischer und intrinsischer Gerinnung angreift.

Da Faktor Xa die Bildung von Thrombin im Verhältnis 1:1000 katalysieren kann, verhindert Rivaroxaban nach Einmalgabe die Thrombinbildung effektiv für mehr als 24 Stunden. Vorexistierendes Thrombin, thrombininduzierte Plättchenaggregation und andere Faktoren des Gerinnungssystems werden dagegen nicht beeinflusst. Es gibt folglich auch keine direkten Auswirkungen auf die primäre Hämostase. Rivaroxaban benötigt keinen Kofaktor, um zu wirken wie z. B. Heparin oder Fondaparinux, die Antithrombin als Kofaktor benötigen.

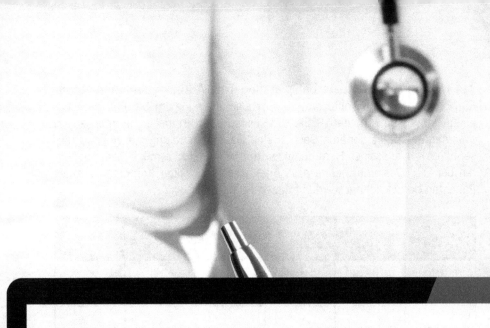

Antikoagulation: Fakten auf einen Blick

Viele Infarkte, Schlaganfälle und venöse Thrombembolien wären vermeidbar, wenn bei Patienten mit hohem Risiko (z. B. nach Ersterereignis, nach OP oder bei Vorhofflimmern) auf eine konsequente Thromboseprophylaxe geachtet würde.

In der Praxis sind Patienten unter Vitamin K-Gabe – bedingt durch ein kleines therapeutisches Fenster – oft entweder nicht ausreichend vor thrombotischen Ereignissen geschützt oder einem erhöhten Blutungsrisiko ausgesetzt.

Der direkte Faktor-Xa-Inhibitor Rivaroxaban, der an der Schaltstelle von extrinsischer und intrinsischer Gerinnung angreift, erfüllt das Anforderungsprofil an einen idealen antikoagulativen Wirkstoff: Er ist oral zu verabreichen und ermöglicht eine vorhersehbare, zuverlässige Hemmung der Blutgerinnung bei fixer Dosierung, ohne dass Alter, Geschlecht oder Körpergewicht des Patienten berücksichtigt werden müssen.

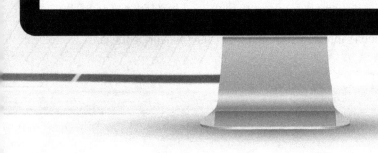

2

2 Allgemeine Fragen zur Anwendung von Rivaroxaban

Rivaroxaban ist wirksam in der Prävention und Behandlung von arteriellen und venösen Thrombembolien. Durch die Verlängerung der Prothrombinzeit wird die Bildung venöser und arterieller Thromben effektiv gehemmt. Patienten, die neu mit einer Antikoagulationstherapie beginnen, werden wegen des deutlich größeren therapeutischen Fensters in unserer Praxis in der Regel leitliniengemäß direkt auf ein DOAK eingestellt und nicht mehr auf Vitamin K-Antagonisten.

2.1 Pharmakologische Eigenschaften

Rivaroxaban hat bei oraler Gabe eine Bioverfügbarkeit von 80–100 %, die bei 15 und 20 mg Tabletten nur zusammen mit Nahrungsaufnahme erreicht wird (bei 2,5 und 10 mg Tabletten unerheblich). Nach oraler Gabe wird die Substanz rasch intestinal resorbiert, so werden maximale Wirkspiegel im Blut in der Regel nach 2–4 h erreicht. Danach kommt es zu einem kontinuierlichen Abfall des Wirkspiegels, die Halbwertszeit beträgt 7–11 h. Trotz dieser relativ kurzen HWZ hält die antithrombotische Wirkung bis zu 24 h an. Die Absorption von Rivaroxaban wird nicht durch den Magen-pH beeinflusst, der Inhibitor kann daher auch zusammen mit säureregulierenden Präparaten eingenommen werden. Etwa 65 % der Dosis werden in der Leber metabolisiert, der Rest unverändert direkt über die Niere ausgeschieden. Es werden keine aktiven Metaboliten gebildet.

 Durch seine klare Dosis-Wirkungs-Beziehung ermöglicht Rivaroxaban eine einheitliche Dosierung ohne routinemäßige Laborkontrollen und die kurze Wirkdauer erlaubt die perioperative Anwendung und kurzfristige Therapiepausen.

2.2 Indikationen und Dosierungsschemen

In der EU ist Rivaroxaban zugelassen:
- zur Prophylaxe venöser Thrombembolien bei erwachsenen Patienten nach elektiven Hüft- oder Kniegelenkersatzoperationen
- zur Behandlung von tiefen Venenthrombosen (TVT) und von akuten Lungenembolien sowie zur Prophylaxe von rezidivierenden TVT und Lungenembolien (LE) nach akuten TVT bei Erwachsenen (nicht bei hämodynamisch instabilen Patienten)
- zur Prophylaxe von Schlaganfällen und systemischen Embolien bei erwachsenen Patienten mit nicht-valvulärem Vorhofflimmern und einem oder mehreren Risikofaktoren in der Anamnese, wie hohem Alter (>75 Jahre), kongestiver Herzinsuffizienz, Hypertonie, Diabetes mellitus, Schlaganfall oder transitorischer ischämischer Attacke

- zur Prophylaxe atherothrombotischer Ereignisse bei erwachsenen Patienten nach einem akuten Koronarsyndrom (ACS) mit erhöhten kardialen Biomarkern, zusätzlich eingenommen zu Acetylsalicylsäure (ASS) allein oder zu ASS plus Clopidogrel oder Ticlopidin.

Kontraindikationen
Kontraindikationen für die Verwendung von Rivaroxaban sind:
- Überempfindlichkeit gegen den Wirkstoff oder einen der sonstigen Bestandteile (wie Laktose)
- klinisch relevante akute Blutungen
- hohes Blutungsrisiko aufgrund von starken Risikofaktoren
- die gleichzeitige Anwendung von anderen Antikoagulanzien, z. B. unfraktionierte Heparine, niedermolekulare Heparine, Heparinderivate, orale Antikoagulanzien
- Lebererkrankungen, die mit einer Koagulopathie und einem klinisch relevanten Blutungsrisiko eingehen
- Schwangerschaft und Stillzeit

Risikostufen	Standarddosierung
Zur Prophylaxe venöser Thrombembolien (VTE) bei erwachsenen Patienten nach elektiven Hüft- oder Kniegelenkersatzoperationen	10 mg, 1 x täglich
Zur Behandlung tiefer Venenthrombosen (TVT), hämodynamisch stabilen Lungenembolien (LE) und zur Prävention wiederkehrender TVT und Lungenembolien infolge einer akuten TVT bei Erwachsenen	15 mg, 2 x täglich in den ersten 3 Wochen, anschließend 20 mg, 1 x täglich
Zur Prophylaxe von Schlaganfall und systemischen Embolien bei Erwachsenen mit nicht valvulärem Vorhofflimmern (VHF) mit einem oder mehreren der folgenden Risikofaktoren: Herzinsuffizienz, Hypertonie, Alter > 75 Jahre, Diabetes mellitus, vorangegangener Schlaganfall oder transitorische Attacken	20 mg, 1 x täglich
Zur Prophylaxe atherothrombotischer Ereignisse bei erwachsenen Patienten nach einem akuten Koronarsyndrom (ACS) mit erhöhten kardialen Biomarkern, zusätzlich eingenommen zu Acetylsalicylsäure (ASS) allein oder zu ASS plus Clopidogrel oder Ticlopidin.	2,5 mg 2 x täglich

Tab. 4 Dosierungsschema.

Dosisanpassungen
Eine Dosisanpassung aufgrund von Alter, Geschlecht und Körpergewicht ist nicht erforderlich. Bei Patienten unter 18 Jahren wird die Anwendung aufgrund der wenigen zur Verfügung stehenden Daten nicht empfohlen. Bei Patienten mit leichter Nierenfunktionsstörung (Kreatinin-Clearance 50–80 ml/min) ist keine Dosisanpassung erforderlich. Bei Patienten mit mittelschwerer (Kreatinin-Clearance

30–49 ml/min) bis schwerer (Kreatinin-Clearance 15–29 ml/min) Nierenfunktionsstörung beträgt die empfohlene Dosis zur Prophylaxe von Schlaganfällen und
systemischen Embolien bei Patienten mit nicht-valvulärem Vorhofflimmern 15 mg
1 x täglich, zur Behandlung von TVT und LE sowie zur Sekundärprophylaxe 15 mg
2 x täglich für die ersten drei Wochen, danach 15 mg 1 x täglich. Bei Patienten mit
einer Kreatinin-Clearance von 15–29 ml/min ist Rivaroxaban in allen Indikationen
mit Vorsicht anzuwenden, bei Patienten mit Kreatinin-Clearance < 15 ml/min wird
die Anwendung nicht empfohlen.

Nierenfunktionsstörung	Kreatinin-Clearance	Empfohlene Dosis
leicht	50–80 ml/min	keine Anpassung erforderlich
mittelschwer	30–49 ml/min	15 mg 1 x täglich (ggf. 2 x täglich für 3 Wochen, siehe Text)
schwer	15–29 ml/min	15 mg 1 x täglich (ggf. 2 x täglich für 3 Wochen, siehe Text), mit Vorsicht anwenden
sehr schwer	< 15 ml/min	Anwendung nicht empfohlen

Tab. 5 Dosisanpassung bei Nierenfunktionsstörungen.

Die Höhe der Einzeldosis auch bei normaler Nierenfunktion hängt in erster Linie
vom Gesamtbild ab; auch vom HAS-BLED-Score. Dieser entspricht dem Blutungsrisiko. Bei sehr alten Menschen und Patienten mit Lebererkrankungen oder
Arthrose (hohes Risiko zur Einnahme von Antiphlogistika) sowie bei Patienten
mit KHK und Thrombocytenaggregationshemmung sollte im Zweifelsfall die nied-
rigere Dosis eingesetzt werden. Generell ist hier eine individuelle Abschätzung
erforderlich.

Patienteninformationen
Wie beim Einsatz aller Antikoagulanzien müssen
Patienten bei der Einstellung auf Rivaroxaban auf-
geklärt werden über:
- Anzeichen und Symptome von Blutungen sowie
  Umstände, unter denen ein Arzt aufzusuchen ist
- die Bedeutung der Compliance
- die Art der Einnahme
- die Notwendigkeit, vor jeglicher Operation oder
  invasivem Eingriff den behandelnden Arzt auf die
  Einnahme von Rivaroxaban hinzuweisen

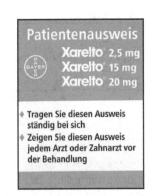

Abb. 2 Den Patientenausweis
sollte der Patient jederzeit bei
sich tragen.

Bei der Patientenaufklärung legen wir in unserer Praxis Wert darauf, die relevanten Punkte zu vermitteln, ohne die Patienten mit allen Eventualitäten zu verunsichern. Eine besondere Bedeutung bei der Patienteninformation kommt dem Patientenausweis zu, den der Patient jederzeit bei sich tragen sollte und der die Hinweise noch einmal zusammenfasst.

2.3 Umstellung von anderen Antikoagulanzien auf Rivaroxaban

Eine Umstellung von Patienten, die bislang mit Vitamin K-Antagonisten oder parenteral verabreichten Antikulanzien therapiert wurden, ist in den zugelassenen Indikationen möglich, jedoch nicht in allen Fällen sinnvoll.

Zunächst sind die Kontraindikationen abzuklären, vor allem akute Blutung oder sehr hohes Blutungsrisiko, z. B. durch kurz zurückliegende Eingriffe an Hirn, Rückenmark oder Augen und Verletzungen in diesem Bereich. Weitere Kontraindikationen sind Ösophagusvarizen, AV-Fehlbildungen, größere intraspinale oder intrazerebrale vaskuläre Anomalien, kürzlich aufgetretene gastrointestinale Ulzerationen sowie maligne Neoplasien mit hohem Blutungsrisiko. Hier sollten Sie im Einzelfall die entsprechenden Fachkollegen (z. B. Neurochirurgie, Gastroenterologie oder Hämatoonkologie) zu Rate ziehen.

 Vor einer möglichen Umstellung sollten Kreatinin-Clearance und Leberwerte bestimmt werden sowie der Gerinnungsstatus (Quick / INR, PTT, TZ), um eine Gerinnungsstörung nicht zu übersehen. Zudem muss eine gründliche Medikamentenanamnese erhoben werden.

Generell belassen wir gut eingestellte Patienten in der bisherigen Therapie. Vor allem bei den „Selbstkontrolleuren" (Patienten, die nach Schulung den INR-Wert selbst bestimmen können) liegt die Zielerreichung mit den klassischen Antikoagulanzien bei > 80 %, sodass es hier keinen Grund für eine Umstellung gibt.

Gründe für eine Umstellung auf Rivaroxaban sind bis auf wenige Ausnahmen:
• häufig schwankende INR-Werte mit oder ohne Komplikationen
• Unverträglichkeit anderer Antikoagulanzien
• Patienten mit häufiger notwendigem Bridging (Tumor-Patienten, ältere Patienten)
• Complianceproblem mit 2 x Gabe

Die Vorteile durch das einfachere Handling schlagen bei zwei Gruppen von Patienten besonders zu Buche: Jungen und mobilen Patienten, die sich regelmäßig abseits des Wohnorts aufhalten und die daher nicht regelmäßig für Messungen in die Praxis kommen können und alten und bewegungseingeschränkten Patienten, für die der regelmäßige Weg zur Praxis zu beschwerlich oder unmöglich ist.

Umstellung von Vitamin K-Antagonisten auf Rivaroxaban

Bei Patienten, die zur Prophylaxe von Schlaganfällen und systemischen Embolien bislang mit VKA behandelt wurden, sollte die VKA-Behandlung beendet und die Rivaroxaban-Therapie begonnen werden, sobald die INR < 3,0 ist. Bei Patienten, die wegen TVT, LE sowie zur Prophylaxe von rezidivierenden TVT und LE mit AVK behandelt werden, sollte die Behandlung beendet und die Rivaroxaban-Therapie begonnen werden, sobald die INR < 2,5 ist. Bei Patienten mit erhöhtem (auch transientem) Blutungsrisiko muss mit der Rivaroxaban-Gabe gewartet werden, bis der INR-Wert unter 2,0 gefallen ist.

Der Grenzwert wird unter Praktikern kontrovers diskutiert. Von der Theorie her müsste es genügen, wenn man die Rivaroxaban-Therapie bei Patienten mit banalem Vorhofflimmern bei einem INR unter 2 beginnt, analog NMH. In unserer Praxis beginnen wir erst ab einem INR von 2,5 und weniger.

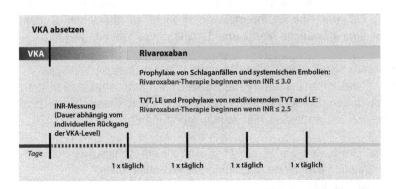

Abb. 3 Schema zur Konvertierung eines Patienten von VKA nach Rivaroxaban.

Die Messhäufigkeit richtet sich nach dem Ausgangslevel und dem individuellen Rückgang des INR-Wertes. Eine Messhäufigkeit von einmal alle 2–3 Tage darf als vertretbar gelten, da man bei VHF innerhalb 48h bei Neuauftreten ohne TEE

Kasuistik: Umstellung auf Rivaroxaban bei hohen Leberwerten

80-jährige Patientin zeigte nach Pulmonalvenenisolation (PVI) und immer noch paroxysmalem Vorhofflimmern bei der Laborkontrolle sehr hohe Leberwerte unter Marcumar. Diese hohen Leberwerte wurden bei mehreren Folgemessungen bestätigt. Selbst die generell noch akzeptierte 2–3-fache Erhöhung der Leberwerte wurde hier deutlich überschritten, insbesondere bei der Gamma-GT.

Nach Ausschluss anderer medikamentöser oder infektiöser Ursachen fiel in Absprache mit der Patientin die Entscheidung zur Umstellung der antikoagulativen Therapie. Nach Absetzen von Marcumar wurde alle 2 Tage der INR-Wert bestimmt. Mit der Rivaroxaban-Gabe wurde am Tag 1 nach Erreichen des Zielwerts von 2,0 (hohes Risiko) begonnen.

Unter Rivaroxaban war schon nach kurzer Zeit ein deutlicher Abfall der Leberwerte zu beobachten.

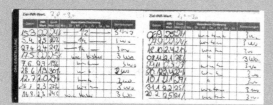

Gut eingestellte INR-Werte konstant
im Zielbereich.

Untersuchung	Ergebnis / Einheit		Vorwerte	
Alkal. Phosphatase	▲ 115	U/l	117	(14.03.2011)
GOT	28.0	U/l	30	(14.03.2011)
GPT	▲ 52.0	U/l	59	(14.03.2011)
y-GT	▲ 338.0	U/l	278	(14.03.2011)
Untersuchung	Ergebnis / Einheit		Vorwerte	
GOT	32.0	U/l	28	(29.04.2011)
GPT	▲ 39.0	U/l	52	(29.04.2011)
y-GT	▲ 207.0	U/l	338	(29.04.2011)

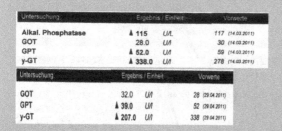

Oben Leberwerte unter Marcumar, unten nach Umsetzen auf Rivaroxaban.

kardiovertieren kann, also innerhalb dieser Zeit nicht mit einer Gerinnselbildung zu rechnen ist.

Obwohl unter Rivaroxaban keine Routine-Laborkontrollen erforderlich sind, sollten die Patienten regelmäßig einbestellt werden, um die Compliance zu überprüfen (Tablettenzahl). Wir bestellen Patienten einen Monat nach Therapiestart erstmals ein und dann im Abstand von drei bis sechs Monaten.

Umstellung von Rivaroxaban auf Vitamin K-Antagonisten
In einzelnen Fällen kann es umgekehrt auch erforderlich sein, einen Patienten von Rivaroxaban auf VKA umzustellen. Mögliche Gründe sind:
• Eintritt einer Schwangerschaft
• Unverträglichkeit von Rivaroxaban
• wenn über INR-Messung bessere Kontrolle möglich
• Klappenersatztherapie
• Therapie mit Medikamenten, die die Wirkung von Rivaroxaban unsicher machen (Medikamenteninteraktion)
• akute Darmblutung

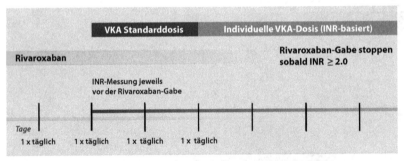

Abb. 4 Schema zur Konvertierung eines Patienten von Rivaroxaban nach VKA.

Dabei muss auf eine adäquate Antikoagulation während des Konversionsprozesses geachtet werden. Für die ersten beiden Tage wird der VKA dabei in Standarddosierung gegeben, erst danach ist eine Dosierung auf Basis des INR möglich.

 Rivaroxaban kann die INR-Werte verfälschen, das muss bei der Umstellung von VKA auf Rivaroxaban berücksichtigt werden. Generell gilt: INR ist kein aussagekräftiger Wert zur Bestimmung der antikoagulatorischen Wirkung von Rivaroxaban.

Kasuistik: Umsetzung wegen gefühlter Unverträglichkeit

81-jährige Patientin. Intermittierendes Vorhofflimmern auswärts gesichert. Zusätzlich bestehender arterieller Hypertonus, Kleinhirnbrückenwinkeltumor im Sinne eines gutartigen Tumors. Zusätzlich 8/2010 transitorisch-ischämische Attacke mit passagerer Aphasie.

Zum einen besteht ein Sick-Sinus-Syndrom, zum anderen leidet die Patientin sehr stark unter dem Vorhofflimmern. CHAD-VASc score 5 (TIA 2P, Alter 2P und Hypertonus 1P).

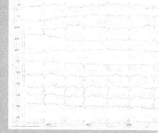

Die Patientin klagt häufig über Unverträglichkeiten von Medikamenten. Eingenommen wurde bei der Erstvorstellung in Januar 2012 ASS 100, Bisoprolol 3,75 mg, Ramipril 2,5 mg.

EKG: Arrhythmia absoluta bei Vorhofflimmern.

Aufgrund der eindeutigen Indikation zur oralen Antikoagulation wurde mit der Patientin nach Gespräch und Aufklärung eine Grundeinstellung mit Rivaroxaban 20 mg eingeleitet bei normaler Kreatinin-Clearance, zusätzlich Aushändigung des Notfallpasses. Aufgrund quälender Symptomatik unter Vorhofflimmern gleichzeitig Einleitung einer Therapie mit Amiodaron.

Die nächsten Wochen entwickelte die Patientin eine deutliche Dyspnoe und brachte dies in Zusammenhang mit Rivaroxaban. Weder Röntgen-Thorax, noch Echokardiografie (diastolische Funktionsstörung sonst nur geringe Vitien) oder eine lungenfachärztliche Untersuchung erbrachten gravierende Punkte. Es wurde eine Umstellung auf Rivaroxaban 15 mg vorgenommen, auch hierunter Dyspnoe.

Schlussendlich musste eine weitere Umstellung erfolgen. Am Tag vor Umstellung letztmalig 20 mg Dosis, dann parallel Rivaroxaban 15 mg und Marcumar bis INR > 2 erreicht war, dann Rivaroxaban abgesetzt. Seither wird die Patientin mit Marcumar behandelt. Ein eindeutiger Zusammenhang mit Rivaroxaban konnte nicht ermittelt werden. Auch weiterhin leidet die Patientin unter wechselnder Dyspnoe.

Rivaroxaban und der VKA sollten solange überlappend gegeben werden, bis ein INR > 2,0 erreicht ist. Dabei sollte der INR möglichst unmittelbar vor der Rivaroxaban-Gabe bestimmt werden.

Häufig waren Patienten unter Rivaroxaban vorher schon einmal auf einen VKA eingestellt, sodass hier mit dem individuellen Erfahrungswert anstelle der Standarddosierung bis zur Erreichung Ziel-INR gearbeitet werden kann. Ansonsten routinemäßig mittelschnelle Aufsättigung mit 2-2-1 Kontrolle. Das weitere Vorgehen ist abhängig vom INR-Wert und es ist in der Praxis sehr wichtig, die Messung jeweils vor der Einnahme von Rivaroxaban, also mit einem Tag Abstand zur letzten Gabe.

Umstellung von parenteral verabreichten Antikoagulanzien auf Rivaroxaban

Niedermolekulare Heparine und Rivaroxaban haben eine sehr ähnliche Pharmakokinetik und können daher 1:1 ausgetauscht werden. Bei Patienten, die momentan ein solches parenterales Antikoagulanz verabreicht bekommen, sollte mit Rivaroxaban zum Zeitpunkt der nächsten geplanten Verabreichung des parenteralen Arzneimittels (oder bis zu zwei Stunden vorher) begonnen werden.

Bei der Umstellung von einem kontinuierlich verabreichten parenteralen Antikoagulanz (z. B. intravenös verabreichtes unfraktioniertes Heparin) wird mit der Rivaroxaban-Gabe begonnen, sobald das andere Präparat abgesetzt wird. Daten zum Umstellen von Fondaparinux auf Rivaroxaban liegen in unserer Praxis bisher nicht vor. Fondaparinux hat eine deutlich längere Halbwertszeit (13–21 h).

LMWH (s.c.)		Rivaroxaban
Letzte LMWH Dosis	Erste Gabe von Rivaroxaban 0–2 h vor der nächsten geplanten LMWH-Injektion	**Rivaroxaban-Gabe fortsetzen** 1 Tablette 20 mg, 1 x täglich *Überprüfung des Gerinnungsstatus nicht erforderlich*
LMWH	Übergangsphase	Rivaroxaban

Abb. 5 Schema zur Konvertierung eines Patienten von parenteral verabreichten Antikoagulanzien auf Rivaroxaban.

Rivaroxaban bietet auch eine Therapieoption bei Patienten mit Heparin-induzierter Thrombozytopenie in der Anamnese. Vor allem die Heparin-induzierte Thrombozytopenie Typ II (HIT II) ist eine potenziell lebensbedrohliche Komplikation unter Heparin-Therapie. Das klinische Paradoxon, dass eine antikoagulatorische Therapie die Ursache thrombembolischer Komplikationen ist sowie das häufig larviert auftretende klinische Bild der HIT II erschweren die Diagnostik und den rechtzeitigen Beginn einer alternativen Antikoagulation.

Rivaroxaban ist nicht mit Heparin verwandt, daher ist es unwahrscheinlich, dass Rivaroxaban eine HIT II auslösen kann.

 In der AWMF-Leitlinie zur VTE-Prophylaxe (Addendum 2010) wird die Anwendung von Rivaroxaban bei Patienten mit HIT in der Anamnese ausdrücklich empfohlen.

Umstellung von anderen NOAK auf Rivaroxaban
Dabigatranetexilat (Pradaxa) ist ein Prodrug für den kompetitiven, reversiblen, direkten Thrombinhemmer Dabigatran zur oralen Anwendung. Nach Oktober 2011 wurde die Fachinformation überarbeitet. Zusätzlich wurden wichtige Risikofaktoren für Blutungen unter Dabigatran aufgenommen:
- Alter > 75 Jahre
- mäßig eingeschränkte Nierenfunktion (Kreatinin-Clearance 30–50 ml/min, bei niedrigerer Kreatinin-Clearance kontraindiziert)
- gleichzeitige Anwendung mit Acetylsalicylsäure, Clopidogrel, nicht-steroidalen Antirheumatika (NSAR)

Außerdem wurden Empfehlungen zur Überprüfung der Nierenfunktion erstellt. In der Praxis ist die eingeschränkte Nierenfunktion sicher der Hauptgrund für eine mögliche Umstellung von Dabigatran auf Rivaroxaban. Dabei ist wie folgt vorzugehen:

Bei der Umstellung von Dabigatranetexilat auf Rivaroxaban sollte aufgrund der unterschiedlichen Kinetik der beiden Substanzen entweder eine längere Einnahmepause von 2–3 Tagen angeregt oder eine spezifische Laborbestimmung initiiert werden.

Kasuistik: Umstellung auf Rivaroxaban wegen Niereninsuffizienz

76-jähriger Patient, Vorstellung nach Klinikaufenthalt im Rahmen einer Reha nach Knie-TEP. In der Reha-Klinik kardiale Dekompensation mit Tachyarrhythmie bei Vorhofflimmern. Beginn einer Therapie mit Dabigatran 2 x 150 mg. Entlassung mit dieser Therapie, Vorstellung hier zum Festlegen des weiteren Prozederes. Patient hat ein metabolisches Syndrom mit Diabetes, Hochdruck und Adipositas.

Medikation: Bisoprolol 5 mg, Telmisartan 80 mg, Torasemid nach Gewicht und Diabetes Medikation. Kreatinin-Clearance bei Einzelniere (OP 2011 Hypernephrom) 29 mg/dl.

Bei hohem CHAD-VASc-Score von 5 (Alter 2P, Hypertonie 1P, Diabetes 1P, Herzinsuffizenz 1P) eindeutige Indikation zur Fortsetzung einer Antikoagulation auch bei jetzt bestehendem Sinusrhythmus.

Bei zu stark eingeschränkter Kreatinin-Clearance erfolgte Konversion auf Rivaroxaban unter engmaschiger Kontrolle der Kreatinin-Clearance mit 15 mg/d. Beobachtung des Patienten inzwischen sechs Monate ohne Komplikationen.

Da der Patient bisher eine therapeutische Dosis hatte, wurde sicherheitshalber bei hohem Blutungsrisiko zwei Tage gewartet (sehr geringes Risiko der Gerinnselbildung) und dann mit Rivaroxaban begonnen. Konkret hieß das: Sonntagabend letzte Dabigatran-Gabe, Dienstagmorgen dann Beginn der Gabe von Rivaroxaban.

Leukozyten	3.5 - 9.6	/nl		7.1	7.1
Erythrozyten	4.4 - 5.9	/pl		4.4	4.4
Haemoglobin	13.5 - 17.5	g/dl		13.9	13.9
Haematokrit	40 - 53	%		41.8	41.8
MCV	80 - 96	fl		95.7	95.7
MCH	28 - 33	pg		31.8	31.8
MCHC	32 - 36	g/l		33.2	33.2
Thrombozyten	140 - 440	/nl		217	217
Harnsaeure	3.5 - 7	mg/dl	10.02		
Cholesterin Ges.	- 220	mg/dl		201	201
Triglyceride	74 - 220	mg/dl		233	233
Bilirubin Ges.	- 1.1	mg/dl		0.50	0.50
Alkal.Phosphat.	40 - 129	U/l		98	98
Gamma-GT	- 73	U/l		123	123
GOT	10 - 50	U/l		21	21
GPT	10 - 50	U/l		31	31
Cholinesterase	5321 - 12920	U/l		6738	6738
Ges. Eiweiss	6.4 - 8.3	g/dl		7.4	7.4
TSH-basal (EIA)	0.3 - 3	mU/l		0.97	0.97
CRP	- 0.5	mg/dl		1.39	1.39
Kreatinin	0.69 - 1.21	mg/dl	1.84	1.84	
HDL-Cholesterin	40 - 120	mg/dl		55	55
LDL-Cholesterin	- 160	mg/dl		99	99
Glukose (NF) pp				122	122
Cycl. citrulliniertesBLANCPepl	- 5		1.9		
Blutsenkung 1. Std.	- 20			16	16
Albumin	55.8 - 66.1			55.5	55.5
a1-Globulin	2.9 - 4.9			4.7	4.7
a2-Globulin	7.1 - 11.8			10.9	10.9
b1-Globulin	4.7 - 7.2			6.9	6.9
b2-Globulin	3.2 - 6.5			7.9	7.9
g-Globulin	11.1 - 18.8			14.1	14.1

Eingeschränkte Nierenfunktion. Kreatinin 1,84 mg/dl, Clearance ca 35 ml/min.

2.4 Interaktionen mit anderen Medikationen

Die Zahl signifikanter Interaktionen mit anderen Medikamenten ist vergleichsweise gering. Interaktionen treten vor allem bei Präparaten auf, welche die Eliminationswege von Rivaroxaban (CYP3A4 und P-gp) inhibieren bzw. durch Induktion den Abbau verstärken.

Die gleichzeitige Anwendung führt zu einem deutlichen Anstieg der Bioverfügbarkeit und geht mit einer signifikanten Zunahme der pharmakodynamischen Wirkung einher, was zu einem erhöhten Blutungsrisiko führen kann. Eine Übersicht zu möglichen Interaktionen gibt die Tabelle auf der folgenden Seite.

Inhibitoren: Manche Fungizide (wie Ketoconazol) und HIV-Proteaseinhibitoren (wie Ritonavir) sind starke Inhibitoren sowohl von CYP3A4 als auch von P-gp. Deshalb wird die gleichzeitige Anwendung von Rivaroxaban und diesen Präparaten nicht empfohlen.

Von Wirkstoffen, die nur einen der Eliminationswege von Rivaroxaban, entweder CYP3A4 oder P-gp, stark inhibieren, ist bekannt, dass sie die Plasmakonzentration von Rivaroxaban in einem geringeren Ausmaß erhöhen. Dieser Anstieg wird in der Regel nicht als klinisch relevant eingestuft.

Rivaroxaban selbst hat keine verstärkende oder abschwächende Wirkung auf andere Wirkstoffe, auch bestehen keine Wechselwirkungen mit Nahrungsmitteln. Wechselwirkungen können je nach Form und Dosierung unterschiedlich sein.

Bei den gelben Pfeilen in der Tabelle gilt es abzuwägen. Grundsätzlich sollte bei lebenslangen Therapien unbedingt intermittierend ein Gerinnungstest erfolgen, um hier auch medizinisch auf der sicheren Seite zu sein. Konkret ist die Kombination mit Antiepileptika extrem selten, da es sich hier meist um jüngere Patienten handelt. Häufig sind jedoch ASS und Clopidogrel.

Übersicht möglicher Interaktionen

Antimykotika	
Ketoconazol, Itraconazol, Voriconazol und Posaconazol	✖
Fluconazol	↗
Antiepileptika	
Phenytoin	↘
Carbamazepin	↘
Phenobarbital	↘
Sonstige	
HIV-Proteaseinhibitoren	✖
Nicht-steroidale Entzündungshemmer (NSARs)	↗
ASS	↗
Thrombozytenaggregationshemmer	↗
Dronedaron	↗
Rifampicin	↘
Johanniskraut	↘
Digoxin	✚
Atorvastatin	✚
Midazolam	✚
Antazida	✚
Ranitidin	✚
Clarithromycin	✚
Erythromycin	✚
Omeprazol	✚

✖ Kombination vermeiden ↗ Kombination kann Blutungsrisiko erhöhen
↘ Kombination kann blutverdünnende Wirkung reduzieren ✚ Kombination unbedenklich

Tab. 6 Interaktionen von Rivaroxaban.

Vitamin K-Antagonisten werden dagegen auch über die CYP2C9-Cytochrome metabolisiert und zeigen zahlreiche Interaktionen mit anderen Substraten dieses metabolischen Pfades. Eine Wirkungsverstärkung ist bei Vitamin K-Antagonisten u. a. durch folgende Substanzen möglich:

Thrombozytenaggregationshemmer (z. B. Acetylsalicylsäure), nicht-steroidale Antiphlogistika, andere Antikoagulanzien (Heparine), Allopurinol, Antiarrhythmika (Amiodaron, Chinidin, Propafenon), bestimmte Antibiotika (Aminoglykoside, Chloramphenicol, Tetracycline, Trimethoprim-Sulfamethoxazol und andere Sulfonamide, Cloxacillin, Makrolide, Cephalosporine), Disulfiram, Fibrate, Imidazolderivate, Triazolderivate, Analgetika und / oder Antirheumatika (Leflunomid, Phenylbutazon und Analoga, Piroxicam, Coxibe, Tramadol), Methyltestosteron und andere anabole Steroide, Schilddrüsenhormone, Zytostatika (Tamoxifen, Capecitabin), trizyklische Antidepressiva, akuten Alkoholgenuss.

Wirkungsabschwächung u. a. durch: Azathioprin, Barbiturate, Carbamazepin, Colestyramin, Digitalis-Herzglykoside, Diuretika, Kortikosteroide, Glutethimid, 6-Mercaptopurin, Rifampicin, Metformin, Thiouracil, Johanniskraut-haltige Präparate und chronischen Alkoholkonsum.

Eine Wirkungsabschwächung ist hier auch durch Verzehr Vitamin K-reicher Lebensmittel möglich wie Spinat, Kohl oder Kalbsleber.

 Durch die vergleichsweise geringe Zahl an relevanten Interaktionen ist die Anwendung von Rivaroxaban in der Praxis weniger kritisch als die von Vitamin K-Antagonisten.

2.5. Besondere Situationen

Tabletteneinnahme vergessen

Bei 1 x täglicher Einnahme ist eine vergessene Tablette so schnell wie möglich nachzuholen, ab dem nächsten Tag dann wieder Einnahme zur gewohnten Zeit. Eine doppelte Dosis innerhalb eines Tages kann eine vorangegangene Einnahmepause nicht kompensieren und sollte vermieden werden.

Auch bei 2 x täglicher Einnahme ist eine vergessene Tablette so schnell wie möglich nachzuholen und dann wieder zum gewohnten Einnahmerhythmus zurückzukehren. Patienten sollten nie mehr als zwei Tabletten an einem Tag einnehmen, es können aber z. B. zwei Tabletten am Abend genommen werden, wenn die Tablette am Morgen vergessen wurde.

Erbrechen

Im Fall von Erbrechen oder Durchfall sollten Patienten zur Rücksprache mit der Praxis angehalten werden. Bei sichtbar erbrochenen Tablettenresten kann die Einnahme von Rivaroxaban wiederholt werden, ansonsten wird die Prophylaxe zum nächsten planmäßigen Zeitpunkt fortgesetzt. Bei Durchfall kann die Tabletteneinnahme wie gewohnt fortgesetzt werden, wobei bei länger anhaltendem Erbrechen oder Durchfall gegebenenfalls der Wechsel auf parenterale Antikoagulanzien zu erwägen ist.

Überdosierung

Wegen der eingeschränkten Resorption (Ceiling-Effekt) wird bei supratherapeutischen Dosen von 50 mg Rivaroxaban oder mehr ein Wirkungsmaximum ohne einen weiteren Anstieg der mittleren Plasmaexposition erwartet. Ein spezifisches Antidot, das den pharmakodynamischen Eigenschaften von Rivaroxaban entgegenwirkt, ist nicht verfügbar. Um die Resorption von Rivaroxaban bei Überdosierung zu vermindern, kann der Einsatz von Aktivkohle in Betracht gezogen werden. Wie bei allen Intoxikationen ist hier in der Regel Einmalgabe ausreichend.

Eine Überdosierung ist nur behandlungsbedürftig, wenn Komplikationen wie Blutungen auftreten. Die Überdosierung muss aber nicht automatisch zu einer Blutung führen, in den Studien der Phase II zeigte Rivaroxaban einen relativ großen Sicherheitsspielraum. Ohne Komplikationen genügt es meist, Rivaroxaban abzusetzen und engmaschig zu kontrollieren. In unserer Praxis hatten wir noch keinen Fall, bei dem weitere Gegenmaßnahmen erforderlich waren. Hinweise zum Umgang mit Blutungen finden Sie ab Seite 34.

Kasuistik: Dosisanpassung aufgrund erhöhter Leberwerte

76-jähriger Patient mit lange persistierendem Vorhofflimmern und arterieller Hypertonie. Aufgrund schwankender INR-Werte umsetzen auf Xarelto 20 mg bei normaler GFR. Nierenwerte ebenso normal.

Aufgrund Oberbauchbeschwerden Sonografie Abdomen und Laborkontrolle. Hausärztlicherseits vor Beginn der Therapie normale Leberenzyme, jetzt bei uns deutliche Erhöhung.

Reduktion auf 15 mg Rivaroxaban in Absprache mit dem Patienten, hierunter deutlicher Rückgang der Werte und Besserung der Klinik.

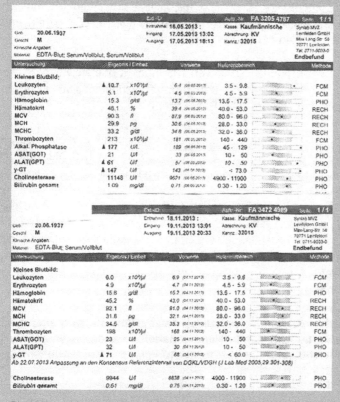

Die erhöhten Leberwerte des Patienten besserten sich nach Dosisreduktion.

2.6. Patienten mit Grunderkrankungen

In der Praxis sind Patienten mit Nierenfunktionsstörung die größte Gruppe, bei der eine Verordnung von Rivaroxaban sorgfältig abgewägt werden muss. Obwohl Rivaroxaban einen dualen Eliminationsmechanismus hat (ca. 66 % Leber, ca. 33 % Niere), sollte bei Nierenfunktionsstörungen ein gestaffeltes Vorgehen gewählt werden.

Bei einer leichten Funktionsstörung (Kreatinin-Clearance 50–80 ml/min) ist keine Dosisanpassung erforderlich. Bei mittelschwerer Funktionsstörung (Kreatinin-Clearance 15–49 ml/min) sollte bei Vorhofflimmern 15 mg 1 x täglich gegeben werden, bei Prophylaxe einer tiefen Beinvenenthrombose nach Hüft- oder Knie-TEP 10 mg, bei Therapie einer tiefen Beinvenenthrombose oder Prophylaxe rezidivierender Lungenembolien in der Akutphase (Tag 1–21) 2 x 15 oder 20 mg täglich, ab Tag 22 ebenso 1 x 15 oder 20 mg täglich. Bei Patienten mit sehr schweren Nierenfunktionsstörungen (Kreatinin-Clearance < 15 ml/min) wird der Einsatz nicht empfohlen.

Nur wenn das Blutungsrisiko das Risiko von Thrombosen übersteigt, sollte man von 20 mg auf 15 mg reduzieren. Wir treffen diese Abschätzung vor allem auf Basis der Co-Medikation und des HAS-BLED-Score.

Patienten mit schweren Lebererkrankungen (mit Koagulopathie oder Thrombozytopenie) ist Rivaroxaban kontraindiziert. Dies gilt auch für Patienten mit zirrhotischem Umbau der Leber der Klassifikation CHILD B und C.

Bei alkoholabhängigen und geriatrischen Patienten gilt es – wie bei VKA auch –, das Sturz- und damit Blutungsrisiko abzuwägen gegen die entsprechende Gerinnselbildungsgefahr. Prinzipiell sollten geriatrische Patienten aufgrund des geringen Risikos einer schweren Komplikation nicht von der Antikoagulation ausgeschlossen werden, da sie per se ein sehr hohes Risiko insbesondere für Thrombembolien haben.

 Eine Dosisanpassung ist prinzipiell nicht zwingend, wird aber eventuell durch entsprechende Nierenfunktionsveränderungen definiert. Über- und Untergewicht sind keine Gründe für eine Dosisänderung.

2.7 Vorgehen bei erforderlichen Interventionen

Das Vorgehen hängt sowohl von der geplanten Intervention als auch von der Rivaroxaban-Dosierung ab. Generell sollte bei großen, geplanten invasiven Eingriffen am Tag vor dem Eingriff und am Tag des Eingriffs kein Rivaroxaban gegeben werden. Die nächste Dosis Rivaroxaban wird dann regulär am Tag nach dem Eingriff gegeben. Dank der kurzen Halbwertszeit von Rivaroxaban ist die Anpassung der Antikoagulation im Rahmen von Eingriffen generell deutlich unkomplizierter als bei Vitamin K-Antagonisten.

Kleine Eingriffe ohne Anästhesie oder zahnärztliche Interventionen erfordern keine Unterbrechung der antikoagulativen Therapie mit Rivaroxaban. Allerdings sollte man vermeiden, während des Peaks der antikoagulativen Aktivität zu intervenieren.

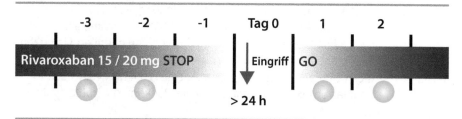

Abb. 6 Rivaroxaban-Gabe bei geplanten großen Interventionen.

Bei Eingriffen mit hohem Blutungsrisiko – dazu zählen beispielsweise intraabdominale und thorakale Operationen, Prostata-OP und größere – sollte Rivaroxaban bereits zwei Tage vor dem Eingriff abgesetzt werden. Für größere orthopädische Eingriffe bei Patienten unter höherer Rivaroxaban-Dosierung (15/20 mg) gilt normales Absetzen, nach dem Eingriff sollte allerdings drei Tage mit 10 mg Rivaroxaban (oder niedermolekularem Heparin) behandelt werden, um dann wieder auf die gewohnte 15/20 mg Dosis umzusteigen. Bei Patienten mit hohem thrombembolischem Risiko können Unterbrechungen von mehr als zwei Tagen generell mit Heparin i.v. oder Rivaroxaban 10 mg überbrückt werden.

Ist zum Beispiel die Platzierung oder das Ziehen eines Katheters (z. B. für die Regionalanästhesie) erforderlich, sind für Patienten mit einer Tagesdosis von 10 mg Rivaroxaban folgende Intervalle zu beachten.

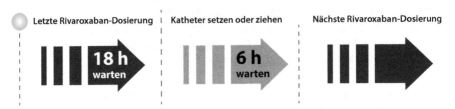

Abb. 7 Rivaroxaban-Gabe bei geplanten kleinen Interventionen und Dosierung 10 mg/d.

Nach traumatischer Punktion sollte die Verabreichung von Rivaroxaban für 24 h aufgeschoben werden. Für Patienten mit höheren Rivaroxaban-Dosen (15/20 mg) liegen keine Studiendaten vor. Die Empfehlung orientiert sich daher am allgemeinen periinterventionellen Management. Danach sollten zwischen letzter Rivaroxaban-Einnahme und Eingriff mindestens 24 h liegen, nach einer Wartefrist von mindestens 6 h kann nach trockener Punktion die Antikoagulation fortgesetzt werden.

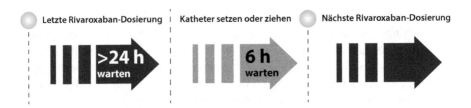

Abb. 8 Rivaroxaban-Gabe bei geplanten kleinen Interventionen und Dosierung 15/20 mg/d.

Geplante Interventionen im Überblick

Zahnmedizinische Interventionen
Für kleinere Interventionen wie Bohren oder Zahnreinigung sind keine Anpassungen erforderlich, bei größeren Eingriffen ist ein Absetzen der Substanz 24 h vor einem Eingriff angezeigt. Das Risiko einer Gerinnsel-bildung ist dadurch nur minimal erhöht, bei vorher lückenloser Gabe der Medikation.

Intramuskuläre Injektionen
Prinzipiell gilt hier bei Antikoagulation mit Rivaroxaban das gleiche Vorgehen wie bei Vitamin K-Antagonisten: Intramuskuläre Injektionen in den Glutealmuskel sind zu vermeiden, mit einer dünnen Nadel kann eine intramuskuläre Injektion in den Oberarm stattfinden. Aufgrund der kurzen Halbwertszeit ist die Injektion vor Einnahme der nächsten Dosis relativ risikolos, ggf. einen Tag Therapiepause anregen.

Herzkatheteruntersuchung
Die kurze Halbwertszeit erlaubt ein Absetzen ungefähr 24 h vor der ge-planten Untersuchung.

Kardioversion
Bezüglich einer Kardioversion liegen zu Rivaroxaban als einzigem NOAK prospektive klinische Daten aus der X-Vert Studie vor. Es zeigte sich, dass Rivaroxaban sowohl für die TEE-gesteuerte Kardioversion als auch für die Kardioversion nach 3–4-wöchiger konsequenter Antikoagulation vergleich-bar wirksam und verträglich wie ein Vitamin K-Antagonist ist.

Geplante Operationen
Bei geplanten Operationen gilt es, Rivaroxaban grundsätzlich 24 h vor dem Eingriff abzusetzen , in Abhängigkeit von dem Blutungsrisiko auch früher. Bei Eingriffen mit sehr hohem Blutungsrisiko wie am Rückenmark oder Auge kann erwogen werden, Rivaroxaban schon zwei Tage vor der Inter-vention abzusetzen. Das Risiko eines thrombotischen Ereignisses muss dabei gegen das einer Blutung abgewogen werden.

2.8 Vorgehen bei blutenden Patienten

Eine vergleichsweise häufige Komplikation beim Einsatz von Antikoagulanzien sind Blutungen. Das gilt für alle antikoagulativen Substanzen und schließt auch die oralen, direkten Faktor-Xa-Inhibitoren ein, zu denen Rivaroxaban gehört. Beim Auftreten einer Blutung hat sich die Maßnahme nach der Schwere der Blutung zu richten. Prinzipiell ist die kurze Halbwertszeit dabei ein großer Vorteil gegenüber den traditionellen Antikoagulanzien. Sie beträgt bei Rivaroxaban etwa 5–13 h.

Erste Maßnahme beim Auftreten einer kleineren Blutung ist das Verschieben der nächsten Einnahme, falls erforderlich auch das temporäre Unterbrechen der Therapie. Der häufigste Fall in der Praxis ist das Nasenbluten, gefolgt von mechanischen Verletzungen. Wichtigste unterstützende Maßnahme in diesen Fällen ist die Kompression. Bei Nasenbluten kann auch der Hinweis auf bewährte Hausmittel (Kopf zurück und kalten Waschlappen in den Nacken) hilfreich sein. Neben dem Aussetzen der Antikoagulation sollte dann auch überprüft werden, ob eine Überdosierung oder eine relative Kontraindikation vorliegt. Im Zweifel Überprüfung des Gerinnungsstatus (siehe Seite 34). Je nach Schwere einer Verletzung oder Ausprägung einer Epistaxis müssen weitere chirurgische oder HNO-ärztliche Maßnahmen bedacht werden. Blut im Urin und sichtbares Blut im Stuhl sind in ihrer Prognose schwer abschätzbar und sollten zeitnah abgeklärt werden.

Kommt es bei größeren Verletzungen wie Verkehrsunfällen zu starken Blutungen, gilt das gleiche Vorgehen wie bei allen gerinnungshemmenden Substanzen: Zugang legen, Kreislaufüberwachung, Flüssigkeitssubstitution, gegebenenfalls Gabe von Blutprodukten (Erythrozytenkonzentrat oder gefrorenes Frischplasma, abhängig von einhergehender Anämie oder Koagulopathie).

Bei Versagen dieser Gegenmaßnahmen kommen auch Thrombozytenkonzentrate oder ein Prothrombinkomplexkonzentrat PPSB infrage. Allerdings liegen hier nur wenige klinische Erfahrungen vor. Die Dosierung ist vom Gewicht und weiteren Faktoren abhängig. Sobald eine schwerwiegende Blutung aus dem oberen Gastrointestinaltrakt oder peranaler Blutabgang besteht, ist die Einweisung in eine Klinik mit entsprechendem Gerinnungslabor unumgänglich.

Bei diffusen Blutungen ohne ersichtliche Quelle wird ein Vorgehen analog bei Blutungen unter niedermolekularem Heparin oder Vitamin K-Antagonisten empfohlen. So kann ein Einsatz von Faktorkonzentraten erwogen werden. Eine sehr hohe Dosis normalisierte sowohl die Prothrombinzeit wie auch das endogene

Thrombinpotenzial. Ob eine aktive klinische Blutung unter Rivaroxaban mit PCC zuverlässig gestoppt werden kann, muss aber noch gezeigt werden. Die Fachinformation empfiehlt im Notfall alternativ die Gabe von FEIBA oder FVIIa, um eine Blutung zu stoppen. Rivaroxaban kann nicht hämodialysiert werden.

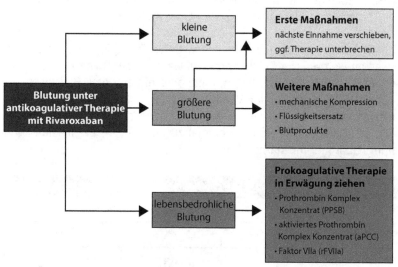

Abb. 9 Übersicht zum Vorgehen bei Blutungen.

 Es ist zurzeit kein spezifisches Antidot verfügbar. Dank der kurzen Halbwertszeit nimmt die Wirkung der Antikoagulation aber rasch ab, nach 16–24 h ist nur noch eine geringe Beeinflussung der Hämostase zu erwarten. Ein Antidot war in unserer Praxis bislang aber auch noch nie erforderlich.

Die Bedeutung der kurzen Halbwertszeit verdeutlicht der folgende Vergleich: Bei Patienten unter VKA-Therapie kann durch Gabe von Vitamin K i.V. der INR innerhalb von 8–12 h normalisiert werden. Das liegt im gleichen Zeitintervall wie das Abklingen der Wirkung von Rivaroxaban nach Absetzen der Therapie.

Gerinnungstests

Unter Rivaroxaban ist ein routinemäßiges Monitoring zwar nicht notwendig, Tests sind aber dennoch möglich. Allerdings beeinflussen direkte Faktor-Xa-Inhibitoren wie Rivaroxaban unabhängig von ihrer Wirkstärke globale Gerinnungstests. Durch die geringere oder entfallende Probenverdünnung wirkt sich Rivaroxaban stärker auf Point-of-care-Messverfahren für die Prothrombinzeit (Quick, INR) aus als auf die konventionellen Labormethoden.

Daher sollten solche Verfahren bei Patienten unter Therapie mit Rivaroxaban nicht verwendet werden. Der Quick-Wert kann während der Rivaroxaban-Therapie unterhalb des Normbereichs liegen, ohne dass ein erhöhtes Blutungsrisiko besteht. Der INR-Wert ist nur für Vitamin K-Antagonisten validiert und kann nicht für Rivaroxaban herangezogen werden. Die folgende Tabelle fasst die Beeinflussung von Gerinnungstests noch einmal zusammen. Im Zweifelsfall kann ein Anruf im Labor hier für Klarheit sorgen.

Einnahme von 15/20 mg Rivaroxaban	Im Peak 0–8 h	Im Talspiegel 16–24 h
Quick (%)	↘	geringer Einfluss
INR (Labor)	↑	geringer Einfluss
INR (CoaguChek)	↑	geringer Einfluss
aPTT	↗	geringer Einfluss
Gerinnungsfaktoren (II, V, VII, VIII, IX, X, XI)	↓	geringer Einfluss
Anti-Xa-Test (für Heparine)	↑↑	↗
ROTEM (intern/extern CT)	↗	geringer Einfluss
ROTEM (MCF, intern CFT, Alpha)	geringer Einfluss	kein Einfluss
D-Dimer, Fibrinogen, FXIII, TT	kein Einfluss	kein Einfluss

Tab. 7 Einfluss von Rivaroxaban auf Gerinnungstest in Abhängigkeit vom Zeitpunkt der Tabletteneinnahme.

Die Rivaroxaban-Plasmakonzentration zeigte eine lineare Korrelation mit der Prothrombinzeit. Einige Prothrombinsubstrate (wie Neoplastin Plus) sind bei entsprechender Eichung potenziell geeignet, die Wirkung nachzuweisen. Das Messergebnis sollte jedoch nicht als Quick-Wert oder INR angegeben werden, sondern als Gerinnungszeit in Sekunden. Bei entsprechender Kalibrierung kann das Ergebnis auch als Konzentration (ng/ml) angegeben werden. Eine Prothrombinzeit (Quick, INR) im Normalbereich schließt das Vorhandensein wirksamer

Konzentrationen von Rivaroxaban nicht aus.

Mittels eines Anti-Faktor-Xa-Tests lassen sich sowohl Peak-Spiegel als auch geringe antikoagulatorisch wirksame Rivaroxaban-Spiegel nachweisen. Normalwerte eines Anti-Faktor-Xa-Tests schließen blutungsrisikoerhöhende Plasmaspiegel mit großer Wahrscheinlichkeit aus. Spezielle Varianten dieser Tests wurden mit Rivaroxaban als Eichmaterial erstellt. Bei Notfalloperationen bei Patienten unter Antikoagulation mit Rivaroxaban sollten grundsätzlich vor Operation oder fibrinolytischer Therapie Thrombinzeit und Anti-Faktor-Xa-Spiegel bestimmt werden.

Einnahmezeitpunkt	Einfluss von Rivaroxaban auf die Hämostase		
	10 mg 1 x d	20 mg 1 x d	15 mg 2 x d
0–8 h	mittel	groß	groß
9–15 h	gering	mittel	mittel
16–24 h	minimal	gering	gering
> 24 h	minimal	minimal	minimal

Tab. 8 Einfluss des Einnahmezeitpunkts von Rivaroxaban auf die Hämostase.

Ist der Einnahmezeitpunkt nicht bekannt, kann anhand des einzelnen Laborwerts nicht entschieden werden, ob sich die Plasmakonzentration im ansteigenden oder im abfallenden Teil der Konzentrationskurve befindet. Werden wirksame Konzentrationen im Plasma gefunden, sind Verlaufsmessungen erforderlich. Solche Fragestellung treten im ambulanten Bereich aber selten auf und sind eher im klinischen Setting relevant.

Geeignete Tests

✚ Prothrombin-Zeit (PT, gemessen in s mit Neoplastin-Plus als Reagenz)
✚ Anti-Faktor-Xa-Aktivität

Nicht geeignete Tests

✖ aPTT
✖ Hep-Test
✖ Quick-Wert, INR

Die antikoagulatorische Wirkung direkter Faktor-Xa-Inhibitoren ist nicht mit der von Vitamin K-Antagonisten vergleichbar. Die jahrzehntelang benutzten Quick- und INR-Werte treffen keine gültige Aussage über die Wirkung von Rivaroxaban.

Rivaroxaban: Praktische Anwendung auf einen Blick

Durch seine klare Dosis-Wirkungs-Beziehung ermöglicht Rivaroxaban eine einheitliche Dosierung ohne routinemäßige Laborkontrollen und die kurze Wirkdauer erlaubt die perioperative Anwendung und kurzfristige Therapiepausen.

Eine Umstellung von Patienten, die bislang mit Vitamin K-Antagonisten oder parenteral verabreichten Antikoagulanzien therapiert wurden, ist in den zugelassenen Indikationen immer möglich, jedoch nicht in allen Fällen sinnvoll.

Eine Dosisanpassung ist prinzipiell nicht zwingend, wird aber eventuell durch entsprechende Nierenfunktionsveränderungen definiert. Über- und Untergewicht sind keine Gründe für eine Dosisänderung.

3

3 Rivaroxaban für die gerinnungshemmende Therapie bei Vorhofflimmern

Wesentlicher Bestandteil der Therapie des Vorhofflimmerns als dauerhafte Herzrhythmusstörung ist die Abschätzung des Schlaganfallrisikos und ggf. die Einleitung einer antithrombotischen Behandlung. Die Thrombembolieprophylaxe stellt unabhängig von der Art des Vorhofflimmerns (paroxysmales, persistierendes oder permanentes Vorhofflimmern) bei entsprechender Indikation einen unverzichtbaren Bestandteil der Therapie dar (siehe Abb. 10)

Statt der früher üblichen Einteilung in Risikokategorien mit niedrigem, mittlerem oder hohem Schlaganfallrisiko wird in der Zwischenzeit ein auf Risikofaktoren basierender Ansatz für die detaillierte Risikovorhersage empfohlen.

 Der Einsatz einer antithrombotischen Therapie erfolgt in der Primärprophylaxe auf Basis des Vorliegens (oder der Abwesenheit) von Risikofaktoren.

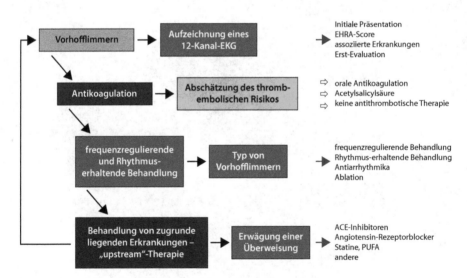

Abb. 10 Antikoagulation ist ein elementarer Teil der Therapie bei Vorhofflimmern.

Der CHA$_2$DS$_2$-VASc-Score stellt dabei das praktikabelste Schema zur Abschätzung des Schlaganfallrisikos dar.

CHA$_2$DS$_2$-VASc-Kriterien	Punkte
Kardiomyopathie / linksventrikuläre Dysfunktion	1
Hypertonie	1
Alter $\geq$75 Jahre	2
Diabetes mellitus	1
Schlaganfall / TIA / systemische Embolie	2
Kardiologische Erkrankung (z. B. pAVK, Infarkt)	1
Alter 65–74 Jahre	1
weibliches Geschlecht*	1

Tab. 9 VTE-Risikokategorien und Maßnahmen zur Thromboseprophylaxe.
* Der Risikofaktor weibliches Geschlecht wird alleine mit 0 Punkten gewertet.

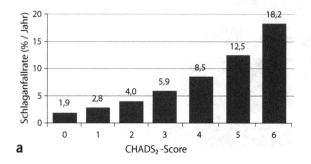

a

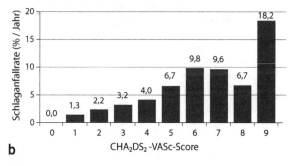

b

Abb. 11 Jährliches Schlaganfallrisiko auf Basis der CHA$_2$DS$_2$- (a) und CHA$_2$DS$_2$-VASc- (b) Werte. Die Delle bei 7 und 8 Risikofaktoren erklärt sich aus der geringen Zahl der untersuchten Fälle.

Der Entscheidungsbaum zum Einsatz einer antikoagulativen Therapie lässt sich demnach wie folgt zusammenfassen:

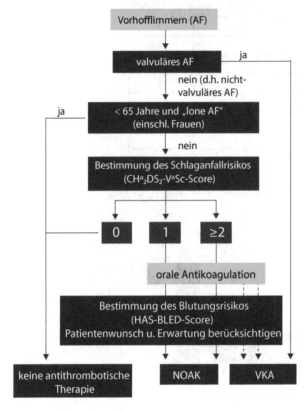

Abb. 12 Entscheidungsbaum zum Einsatz einer antikoagulativen Therapie bei Vorhofflimmern; durchgezogene Linie = beste Option, gestrichelte Linie = alternative Option.

Kasuistik: Neueinstellung auf Rivaroxaban

74-jähriger Patient, erstmalig mit der Diagnose Herzrhythmusstörungen vorstellig. Im Oberflächen-EKG absolute Arrhythmie bei Vorhofflimmern. Patient beschwerdearm bzw. beschwerdefrei. Risikofaktoren dem Patienten nicht bekannt, wegen diffuser Knochenbeschwerden werden Schmerzmittel eingenommen.
Echokardiografisch gute linksventrikuläre Funktion, aber deutlich vergrößerter linker Vorhof über 30 cm².

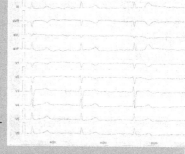

Überlegungen zur Risikoabschätzung beziehen das Alter (nächstes Jahr über 75 Jahre = 1 Punkt mehr) sowie den HAS-BLED-Score mit ein. Hier resultiert ein Punkt aus der Einnahme von Schmerzmitteln. Ansonsten bei der Erstvorstellung keine weiteren Risikofaktoren bzgl. Embolie.

EKG: Bradyarrhythmie bei Vorhof-flimmern.

Durch orale Antikoagulation kann eine Risikoreduktion bzgl. zerebralem Ereignis von zumindest 50 % erreicht werden. Zusätzlich hat der Patient einen deutlich vergrößerten linken Vorhof, deshalb ergeht die Empfehlung zur Antikoagulation. Da es sich um eine Neueinstellung handelt, wird nach Kontrolle der Laborwerte (Kreatinin-Clearance > 70 ml/min) in Absprache mit dem Patienten und der Hausärztin Rivaroxaban zur Therapie eingesetzt.

Neben der regelmäßigen Kontrolle der Nierenwerte wird der Patient zum sparsamen Umgang mit Schmerzmitteln angehalten.

Bei 0 Punkten ist eine Antikoagulation bei Vorhofflimmern nicht erforderlich. Ab 1 Punkt ist eine detailliertere Abschätzung des Schlaganfallrisikos unter Einbeziehung weiterer Thrombembolie-Risikofaktoren sinnvoll und ab 2 Punkten dringend empfohlen. Da weibliches Geschlecht in den CHA_2DS_2-VASc-Score eingeht, sollte bei Frauen mit 1 oder 2 Punkten eine detaillierte Betrachtung erfolgen. Besonders wichtig sind hier echokardiografische Befunde und Vorerkrankungen. Acetylsalicylsäure ist dabei nach aktueller Studienlage der oralen Antikoagulation unterlegen, insbesondere bei älteren Patienten.

Neben der Beurteilung des Schlaganfallrisikos sollte gleichzeitig eine Einschätzung des Blutungsrisikos erfolgen. Zur Beurteilung des Blutungsrisikos wird ein neuer benutzerfreundlicher Risikoscore empfohlen, der HAS-BLED-Score. Seine Ähnlichkeit mit dem CHA_2DS_2-VASc-Score ist dabei nur auf den ersten Blick verwirrend. Zwar kommen Hypertonie, Schlaganfall und Alter in beiden vor, die anderen vier Punkte differenzieren aber zuverlässig und machen den HAS-BLED so zu einem nützlichen Instrument für die Praxis.

Buchstabe	Klinische Variable	Punkte
H	arterielle Hypertonie	1
A	abnormale Leber- und/oder Nierenfunktion (je 1 Punkt)	1 oder 2
S	Schlaganfall	1
B	Blutung	1
L	labile INR	1
E	Alter > 65 Jahre (elderly)	1
D	Plättchenhemmer/NSAR oder Alkoholabusus (je 1 Punkt)	1 oder 2

Tab. 10 Klinische Variable im HAS-BLED-Score, maximal 9 Punkte.

Der HAS-BLED-Score sollte zur Abschätzung des Blutungsrisikos herangezogen werden. Bei Patienten mit Score > 3 ist eine besondere Nutzen-Risiko-Bewertung bei der Antikoagulation indiziert. Der Score sollte nach Beginn der antithrombotischen Therapie in regelmäßigen Abständen überprüft werden.

Kasuistik: Einstellung bei Vorhofflimmern und geringem Vitium

86-jähriger Patient, bei dem erstmals bei einer Schrittmacherkontrolle intermittierendes Vorhofflimmern auffällt. Es ergeht die Empfehlung zur Erhöhung der Betablockertherapie sowie zur Antikoagulation. Der Patient hat einen CHA_2DS_2-VASc-Score von 4 bei diätetisch einstellbarem Diabetes mellitus, Hochdruckerkrankung und Alter über 75 Jahren.

Echokardiografisch finden sich geringe Vitien, auch eine unbedeutende Mitralklappeninsuffizienz.

Therapeutisch besteht die Möglichkeit zum Einsatz von Marcumar oder eines oralen Antikoagulanz, bei der geringen Mitralklappeninsuffizienz ist nicht von einem valvulären Vorhofflimmern auszugehen.

Vor- und Nachteile werden mit dem Patienten besprochen, der Hausarzt wird informiert. Hausarzt stellt Laborwerte (insbesondere Nieren- und Leberwerte) zur Verfügung, gleichzeitig wird er gebeten, die Compliance des Patienten zu beurteilen.

Entscheidend ist schließlich die Tatsache, dass die regelmäßige Tabletteneinnahme gewährleistet ist. Nach Klärung einer ausreichenden Nierenfunktion mit einer Kreatininclearance von 55 ml/min wird der Patient auf Rivaroxaban 20 mg/d eingestellt, das in diesem Fall nicht kontraindiziert ist.

Schrittmacher EKG mit Stimulation in der Vorkammer.

Nach einer Kardioversion besteht ein erhöhtes thrombembolisches Risiko, weshalb eine Thrombembolieprophylaxe bei diesen Patienten unabhängig davon empfohlen wird, ob die Kardioversion auf konventionellem Wege erfolgt oder vom Ergebnis einer transesophagealen Echokardiografie (TEE) geleitet wird. In der Regel sollte die Antikoagulation bereits drei Wochen vor der Kardioversion begonnen und für mindestens vier Wochen danach fortgesetzt werden. Zu diesem Zeitpunkt sollte auf Basis der Risikofaktoren beurteilt werden, ob eine langfristige Antikoagulation erforderlich ist.

Die Erfordernis zur Sekundärprophylaxe ergibt sich bereits aus dem CHA_2DS_2-VASc-Score, wo Schlaganfall oder TIA mit 2 Punkten belegt sind. Auch hier muss gegen das Blutungsrisiko nach dem HAS-BLED-Score abgewogen werden. Bei Patienten mit Vorhofflimmern und akutem Schlaganfall vor Beginn der antithrombotischen Therapie sollte eine zerebrale Blutung ausgeschlossen werden (CT oder MRT). Bei Ausschluss einer zerebralen Blutung kann mit der oralen Antikoagulation ca. zwei Wochen nach dem Schlaganfallereignis begonnen werden.

 Bei Patienten mit großen ischämischen Schlaganfallen sollte erwogen werden, die Antikoagulation auf einen späteren Zeitpunkt zu verschieben. Wenn eine zerebrale Blutung für den Schlaganfall ursächlich ist, sollte keine Antikoagulationsbehandlung durchgeführt werden. Solche Patienten sollten generell in einer Stroke Unit versorgt werden.

Prinzipiell wird Rivaroxaban bei der Indikation Schlaganfallprophylaxe als Einmalgabe von 20 mg/d eingesetzt, Dosisreduktion für spezielle Patientengruppen wie unter 2.6 beschrieben. Die Dauer der Antikoagulation ist in der Regel lebenslang. Nur in seltenen Fällen, z. B. wenn das Vorhofflimmern durch PVI oder medikamentös beseitigt werden konnte, kann auf eine weitere Antikoagulation verzichtet werden. Dieser Prozess muss durch mehrere Langzeit-EKGs sicher dokumentiert werden.

Eine spezielle Gruppe sind Patienten mit Herzklappenfehlern, etwa rheumatisch erworbener Mitralklappenstenose. Prinzipiell besteht keine Zulassung von Rivaroxaban für diese Indikation, weder bei künstlichen Herzklappen, noch bei valvulärem Vorhofflimmern.

Bei begleitender chronischer KHK ist die aktuelle Datenlage für VKA wesentlich ergiebiger als für Rivaroxaban. Deshalb sollte ihnen im Zweifelsfall Vorrang gewährt werden, bis die Ergebnisse der COMPASS-Studie vorliegen, welche die Wirksamkeit von Rivaroxaban bei der Prävention schwerer kardialer Ereignisse bei Patienten mit KHK und pAVK untersucht.

Subgruppenanalysen aus der Rocket-AF-Studie legen nahe, dass Rivaroxaban bei älteren Patienten (> 75 Jahre) mit der hoher Effizienz eingesetzt werden kann. Gleiches gilt für Patienten mit moderater Niereninsuffizienz und Kathederablation.

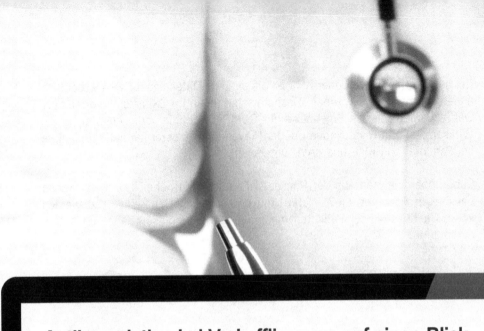

Antikoagulation bei Vorhofflimmern auf einen Blick

Der Einsatz einer antithrombotischen Therapie erfolgt in der Primärprophylaxe auf Basis von Risikofaktoren (CHA_2DS_2-VASc-Score).

Der HAS-BLED-Score hilft bei der Abwägung der unterschiedlichen Risiken und sollte mit herangezogen werden.

Die ESC empfiehlt aufgrund des belegten klinischen Vorteils orale Antikoagulanzien wie Rivaroxaban gegenüber dosisadjustierten VKA.

Die Erfordernis zur Sekundärprophylaxe ergibt sich bereits aus dem CHA_2DS_2-VASc-Score, wo Schlaganfall oder TIA mit 2 Punkten belegt sind.

Die Dauer der Antikoagulation ist in der Regel lebenslang.

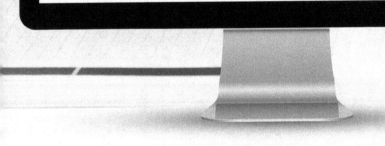

4

4 Rivaroxaban für die Therapie der tiefen Beinvenenthrombose und Lungenembolie

Grundlegend für die Entstehung einer tiefen Beinvenenthrombose (TVT) ist eine Schädigung der inneren Venenwand, damit eine Verlangsamung des Blutflusses sowie eine Veränderung der Fließeigenschaften des Blutes. Abhängig vom Ort der Thrombose kann es dabei zur Verfärbung und Schwellung des Beines sowie Schmerzen beim Auftreten oder auf Druck geben.

Schwerwiegendste Komplikation der TVT ist die Lungenembolie (LE). Kleine Lungenembolien verlaufen oft unbemerkt, größere Lungenembolien können zu atemabhängigen Brustschmerzen, Luftnot und Herzrasen führen. Große Lungenembolien mit Verlegung der großen Lungengefäße und dann fehlenden Sauerstoffaustausch können tödlich sein, sind aber eher selten. Risikofaktoren können expositionell (z. B. Operation, Trauma, Bettlägrigkeit) oder dispositionell (angeborene und erworbene personenbezogene Faktoren) sein.

Die AWMF-Leitlinie definiert die Risikokategorien. Geringes VTE-Risiko bedeutet im operativen Bereich kleine operative Eingriffe oder Verletzungen mit geringem Weichteilschaden. Im nicht-operativen Bereich gehören eine Infektion oder akut-entzündliche Erkrankung ohne Bettlägerigkeit und zentralvenöse Katheter oder Portkatheter in diese Kategorie – jeweils solange kein zusätzliches dispositionelles Risiko eine Einstufung in eine höhere Risikokategorie erfordert.

Die mittlere VTE-Risikostufe ist operativ definiert durch länger dauernde Operationen, gelenkübergreifende Immobilisation der unteren Extremität im Hartverband oder arthroskopisch assistierte Gelenkchirurgie an der unteren Extremität. Auf der dispositionellen Seite durch akute Herzinsuffizienz (NYHA III/IV), akut dekompensierte schwere COPD ohne Beatmung, Infektion oder akut-entzündliche Erkrankung mit strikter Bettlägerigkeit und stationär behandlungsbedürftige maligne Erkrankung. Auch hier können zusätzliche Dispositionen die Einstufung in eine höhere Risikokategorie erfordern.

Ein hohes VTE-Risiko geht einher mit größeren Eingriffen in der Brust-, Bauch- und Beckenregion, Polytraumata sowie größeren orthopädischen Eingriffen an Wirbelsäule, Becken, Hüft- oder Kniegelenk. Auch Schlaganfall mit Beinparese, akut dekompensierte, schwere COPD mit Beatmung und Sepsis fallen in diese Kategorie.Thrombotische Ereignisse treten dabei mit folgender Häufigkeit auf:

	Distale TVT	Proximale TVT	Tödliche LE
niedriges VTE-Risiko	< 10%	< 1%	< 0,1%
mittleres VTE-Risiko	10–40%	1–10%	0,1–1%
hohes VTE-Risiko	40–80%	10–30%	> 1%

Tab. 11 Risikogruppen und Häufigkeit von VTE.

Es bestehen ausgeprägte Interaktionen zwischen einzelnen Risikofaktoren, die zum Teil multiplikativ sein können. Wichtig ist es in der Praxis vor allem, die relevantesten Risikofaktoren auf dem Schirm zu haben. Neben Operation/Trauma und Immobilisation sind das als permanente Faktoren Protein C- und Protein S-Mangel, Antiphospholipid-Antikörper sowie Lupus-Antikoagulanz. Ein Risikofaktor für ein erstes Ereignis ist nicht unbedingt mit einem erhöhten Rezidivrisiko assoziiert.

Wenn Patienten mit einer venösen Thrombembolie an einer eingeschränkten Nierenfunktion leiden, haben diese Patienten sowohl ein erhöhtes Risiko für tödliche Blutungen als auch für Lungenembolien. Da viele Heparine und Fondaparinux bei einer Kreatinin-Clearance < 30 ml/min kontraindiziert sind, ist Rivaroxaban häufig das Therapeutikum der Wahl. Hauptgründe sind ein günstiges Wechselwirkungsprofil und wenig Gegenanzeigen. In der Zulassungsstudie war Rivaroxaban auch bei niereninsuffizienten und älteren Patienten wirksam und sicher.

Diagnostik
Die einzelnen Symptome (Ödem, Schmerz, Spannungsgefühl, Zyanose, verstärkte Venenzeichnung) und die klassischen klinischen Zeichen der TVT haben zwar bei ambulanten Patienten eine Sensitivität von 60–90%, sind jedoch ausgesprochen unspezifisch. Bei immobilisierten, insbesondere bei bettlägerigen Patienten verläuft die TVT oft asymptomatisch.

Wells-Score für das klinische Assessment bei tiefer Beinvenenthrombose
Ein weiterer Wells-Score dient als klinisches Assessment zur Abschätzung der Wahrscheinlichkeit des Vorliegens einer tiefen Beinvenenthrombose.

Kriterium	Punktzahl
aktive Tumorerkrankung (oder in letzten sechs Monaten behandelt)	1
Umfangsdifferenz Unterschenkel > 3 cm im Seitenvergleich	1
erweiterte oberflächliche Kollateralvenen auf betroffener Seite	1
Eindrückbares Ödem auf betroffener Seite	1
Paralyse, Parese oder Immobilisation des Beins	1
Schwellung des gesamten Beins	1
Entlang der Venen lokalisierte Schmerzen im Bein	1
Bettruhe mehr als drei Tage oder größere OP in den letzten 12 Wochen	1
TVT-Vorgeschichte in der Anamnese	1
andere Diagnosen genauso wahrscheinlich	−2

Tab. 12 Wells-Score für das klinische Assessment bei tiefer Beinvenenthrombose.

Beurteilung
< 1 Punkt: geringe Wahrscheinlichkeit einer TVT
1–2 Punkte: mittlere Wahrscheinlichkeit einer TVT
> 2 Punkte: hohe Wahrscheinlichkeit einer TVT

Wells-Score für das klinische Assessment bei Lungenembolie
Hier dient der Wells-Score zur Abschätzung der Wahrscheinlichkeit des Vorliegens einer Lungenembolie.

Kriterium	Punktzahl
klinische Zeichen für eine tiefe Beinvenenthrombose	3
andere Diagnosen sind unwahrscheinlich	3
Herzfrequenz > 100/min	1,5
Immobilisation mehr als drei Tage oder OP vor weniger als vier Wochen	1,5
frühere Lungenembolie oder tiefe Beinvenenthrombose	1,5
Hämoptyse	1
Neoplasie	1

Tab. 13 Wells-Score für das klinische Assessment bei Lungenembolie.

Beurteilung
< 2 Punkte: geringe Wahrscheinlichkeit
2–6 Punkte: mittlere Wahrscheinlichkeit
> 6 Punkte: hohe Wahrscheinlichkeit

Kasuistik: Lungenembolie

76-jähriger Patient. Vorstellung bei Dyspnoe. In der Vorgeschichte Schritt-
macherimplantation 2002 bei Sick-Sinus-Syndrom. 7/2010 traumatische
Subduralblutung nach Skiunfall, ansonsten keine gravierenden Vorerkrankungen, keine aktuell längere Immobilisation.

Echokardiografie gute linksventrikuläre Funktion. Keine gravierende
Rechtsbelastung.

Klinisch leichte Schmerzen rechte Wade.
Labor: Erhöhtes C-reaktives Protein. Protein S leicht erniedrigt, mit 65 %
(Norm größer 73 %) Protein C ebenso unauffällig wie die APC-Resistenz,
GFR 77 ml/min.
Spiral-CT des Thorax: Frische Lungenembolien beidseits in den Ober-
lappen und Mittellappen und Unterlappenarterien.
Venenduplex: 10 cm oberhalb des Kniegelenks rechts Beinvenen-
thrombose.

Diagnose: Tiefe Beinvenenthrombose mit Lungenembolien.

Therapie: Einleitung einer Dauertherapie mit Rivaroxaban 20 mg/d für
mindestens sechs Monate. Prüfung Protein S im Verlauf. Alternativ Einleitung der Antikoagulation drei Wochen mit Heparin, danach Umstellung
auf Rivaroxaban.

Aufgrund des Alters des Patienten und fehlendem ursächlichem
Zusammenhang Abklärung Magen-Darm-Prostata.

Zum Ausschluss einer Lungenembolie eignet sich der Score in Verbindung mit einer D-Dimer-Bestimmung, die eine sehr hohe Sensitivität besitzt. Bei einem Score < 4 und negativen D-Dimeren kann eine Lungenembolie ausgeschlossen werden und weitere teure und invasive Untersuchungen sind nicht mehr nötig.

Weitere diagnostische Bestimmungen
Ein D-Dimer-Test soll nur nach vorheriger Einschätzung der klinischen Wahrscheinlichkeit durchgeführt werden. Bei niedriger klinischer Wahrscheinlichkeit und normalen D-Dimeren ist keine weitere Diagnostik bezüglich einer Venenthrombose erforderlich.

Die Kompressionssonografie soll als primäre Bildgebung eingesetzt werden, um eine Venenthrombose festzustellen bzw. auszuschließen. Die Hinzunahme der Flussinformation ist für die Diagnostik von proximal des Leistenbandes gelegenen Thrombosen hilfreich. Der Befund soll nachvollziehbar dokumentiert werden.

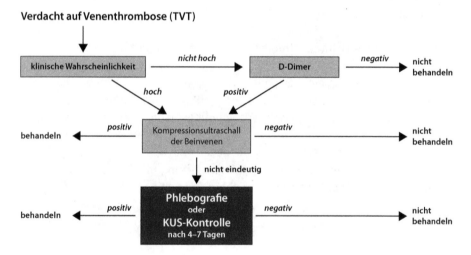

Abb. 13 Flussdiagramm der diagnostischen Bestimmungen bei Verdacht auf TVT, basierend auf den AWMF-Leitlinien.

Kasuistik: Komplikationen unter Marcumar

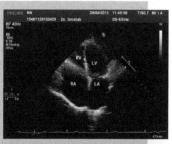

79-jährige Patientin, bisher in kardiologischer Betreuung bei Zustand nach transitorisch-ischämischer Attacke. Arterielle Atonie, Hypercholesterinämie.

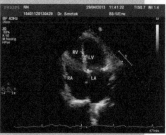

Bei Wirbelsäulenproblem intensivierte Schmerztherapie, u. a. mit rezidivierenden Spritzen. Im Verlauf Auftreten einer Dyspnoe, Patientin mutmaßt Zusammenhang mit der Schmerztherapie. Hausarzt stellt leichte EKG-Veränderungen fest und überweist Patientin zur Abklärung einer Linksherzbelastung. Echokardiografisch massive Dilatation der rechten Herzhöhlen. Deutliche Druckerhöhung im kleinen Kreislauf. Der Vergleich mit Vor-EKGs ergab leichte rechts präkordiale Veränderungen.

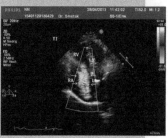

Der Venenduplex unauffällig, D-Dimere aber deutlich erhöht. Spiral-CT bestätigte multiple frische Lungenembolien. Nach überlappender Heparinisierung Marcumarisierung, Patientin kam mit der Einstellung aber schlecht zurecht. Sehr oft stark schwankende Werte. Die Patientin verstarb schließlich an einer Hirnblutung im Rahmen eines entgleisten INR über 5.

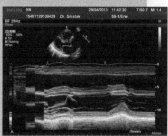

EKG: Rechts-schenkelblock bei Lungen-embolie.

Zeichen der Rechtsbelastung: oben dilatierter Rechtsrakt, im Doppler: schwere Trikuspidalinsuffizienz als Zeichen des erhöhten Druckes im kleinen Kreislauf. Unten M-Mode: Paradoxe Septumbewegung bei Rechtsbelastung.

Therapie

Früher wurde eine Thrombose regelhaft im Krankenhaus mit strikter Bettruhe und Heparininfusion behandelt. Heute ist eine stationäre Behandlung nur in seltenen Ausnahmefällen erforderlich, die Therapie kann unter Beibehaltung der Mobilität zuhause durchgeführt werden. Neben Basismaßnahmen (Frühmobilisation, Bewegungsübungen, Anleitung zu Eigenübungen) und physikalischen Maßnahmen (z. B. medizinische Thrombose-Prophylaxe-Strümpfe, intermittierende pneumatische Kompression) kommen je nach Risikogruppe verschiedene medikamentöse Maßnahmen infrage.

Zur Prophylaxe bei elektiver Hüft- und Kniegelenkersatzoperation kann statt niedermolekularer Heparine oder Fondaparinux auch Rivaroxaban zur medikamentösen Thrombembolieprophylaxe eingesetzt werden. Die Dauer der Behandlung hängt vom individuellen venösen thrombembolischen Risiko des Patienten ab, das durch die Art der orthopädischen Operation bestimmt wird. Bei Patienten nach einer größeren Hüftoperation wird eine Behandlungsdauer von 28–35 Tagen empfohlen, bei Patienten nach einer größeren Knieoperation eine Behandlungsdauer von 11–14 Tagen.

Die empfohlene Dosis zur Initialbehandlung von tiefen Beinvenenthrombosen und Lungenembolie ist 15 mg 2 x täglich innerhalb der ersten drei Wochen, gefolgt von 20 mg 1 x täglich für die Weiterbehandlung sowie zur Prophylaxe von Rezidiven. Die Therapiedauer sollte nach sorgfältiger Abwägung des Nutzens der Behandlung hinsichtlich des Blutungsrisikos individualisiert werden. Unsere Empfehlungen zur Intensität und Dauer der oralen Antikoagulation richten sich nach den Leitlinien der AWMF bzw. den 9th ACCP Guidelines und lauten wie folgt:

Indikation	Dauer
erstes Ereignis bei transientem Risikofaktor (z. B. Op.)	> 3 Monate
bei idiopathischer Genese – distal	> 3 Monate
bei idiopathischer Genese – proximal	> 3 Monate
dann bei geringem Blutungsrisiko und gutem Monitoring	zeitlich unbegrenzt
Rezidiv bei idiopathischer Genese	zeitlich unbegrenzt

Tab. 14 Empfehlungen zur Intensität und Dauer der oralen Antikoagulation richten sich nach den Leitlinien der AWMF.

Bei zeitlich unbegrenzter Antikoagulation sollte regelmäßig eine Risiko-Nutzen-Analyse durchgeführt werden!

Eine oberflächliche Thrombophlebitis sollte in Abhängigkeit von Ausdehnung und Lokalisation mit Antikoagulanzien behandelt werden. Bei transfaszialem Wachstum soll wie bei einer tiefen Venenthrombose vorgegangen werden. Die Dauer der Therapie sollte sich nach der klinischen Situation richten.

Rivaroxaban wird nicht empfohlen als Alternative zu unfraktioniertem Heparin bei Patienten mit Lungenembolie, die hämodynamisch instabil sind oder eventuell eine Thrombolyse oder pulmonale Embolektomie benötigen.

Patienteninformation

 Der Patient muss wissen, dass er bei akuten Kreislaufbeschwerden, Luftnot, akuten Brustkorbschmerzen und ähnlichen Zuständen unverzüglich ein Krankenhaus aufsuchen muss. Er sollte in einer solchen Situation keinesfalls selbst Auto fahren, sondern sich entweder fahren lassen oder einen Kranken- oder Rettungswagen rufen.

Als unterstützende Maßnahme sollten Patienten angehalten werden, Übungen zur Aktivität der Muskel-Venenpumpe durchzuführen. Vor allem Bewegungen der Muskeln von den Fußsohlen bis zu den Oberschenkeln unterstützen die Venentätigkeit, auch bei Verband oder eingegipsten Gliedmaßen. Beispiele:

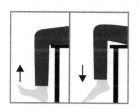
Ferse und Spitze rollen
Der Patient sitzt auf einem Stuhl und stellt die Füße flach auf den Boden. Er hebt die Fußspitzen beider Füße an und drückt dabei die Fersen fest auf den Boden. Kurz halten, danach beide Füße mit Druck auf die Zehenspitzen abrollen und die Fersen anheben. 15 Wiederholungen.

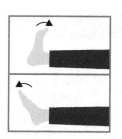
Zehen beugen und strecken
Patient liegt auf dem Rücken, die Arme locker neben dem Körper, die Fußspitzen zeigen nach oben. Beugen und strecken der Fußspitzen. 15 Wiederholungen.

Abb. 14 Übungen zur Unterstützung der Muskel-Venenpumpe.

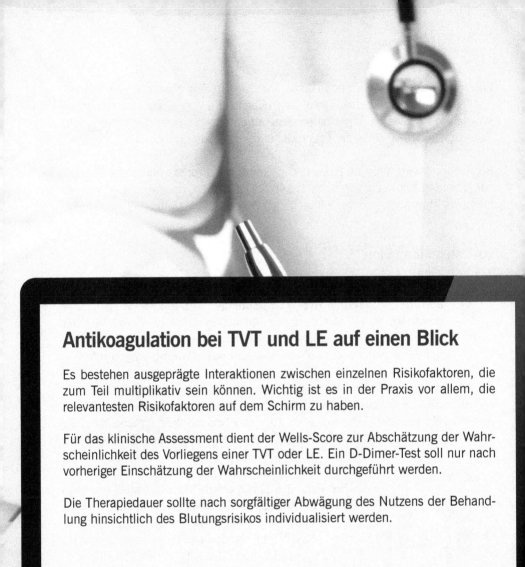

Antikoagulation bei TVT und LE auf einen Blick

Es bestehen ausgeprägte Interaktionen zwischen einzelnen Risikofaktoren, die zum Teil multiplikativ sein können. Wichtig ist es in der Praxis vor allem, die relevantesten Risikofaktoren auf dem Schirm zu haben.

Für das klinische Assessment dient der Wells-Score zur Abschätzung der Wahrscheinlichkeit des Vorliegens einer TVT oder LE. Ein D-Dimer-Test soll nur nach vorheriger Einschätzung der Wahrscheinlichkeit durchgeführt werden.

Die Therapiedauer sollte nach sorgfältiger Abwägung des Nutzens der Behandlung hinsichtlich des Blutungsrisikos individualisiert werden.

5

EINSTEIN Studienprogramm zur Behandlung der tiefen Venenthrombose

Das EINSTEIN Studienprogramm zur akuten Therapie und Sekundärprophylaxe von venösen Thrombembolien umfasst die drei Phase-III-Studien EINSTEIN DVT, EINSTEIN PE, EINSTEIN Extension.

EINSTEIN DVT und EINSTEIN PE sind multizentrische, randomisierte, offene Phase-III-Studien (die Adjudizierung war verbündet) mit ca. 3.500 Patienten mit einer tiefen Venenthrombose bzw. 4.000 Patienten mit Lungenembolie, die entweder mit Rivaroxaban oder Vitamin K-Antagonisten (Acenocoumarol oder Warfarin, initial überlappend mit Enoxaparin) behandelt wurden.

Die 1.200 Patienten der multizentrischen, randomisierten, doppelblinden, ereignisgesteuerten EINSTEIN Extension-Studie hatten bereits eine 6- oder 12-monatige Therapie mit einem VKA oder Rivaroxaban aufgrund einer TVT oder LE absolviert und wurden zu Rivaroxaban oder Placebo randomisiert und für 6 oder 12 Monate weiter behandelt. Dabei wurden nur solche Patienten randomisiert, bei denen keine klare Rationale für oder gegen ein Weiterführen der Therapie bestand. Der primäre Wirksamkeitsendpunkt in allen drei Studien wurde definiert als eine Kombination aus symptomatischer TVT und tödlicher bzw. nicht-tödlicher LE.

Bei Patienten mit akuter symptomatischer proximaler TVT, ohne symptomatische LE, zeigte Rivaroxaban eine Nicht-Unterlegenheit gegenüber NMH/VKA hinsichtlich des primären Wirksamkeitsendpunkts. Es gab keinen Hinweis auf Lebertoxizität.

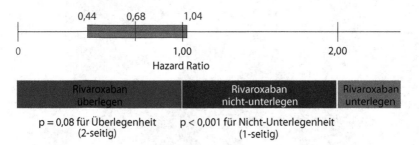

Abb. 15 Rivaroxaban zeigte eine klare Nicht-Unterlegenheit bezüglich des primären Wirksamkeitsendpunkts mit 2,1 % der Patienten vs. 3,0 % in der VKA-Gruppe (HR 0,68, 95 % Konfidenzintervall 0,44–1,04).

Quelle: Bauersachs R et al. NEJM 2010; 363(26), 2499–2510

ROCKET AF-Studienprogramm zur Prävention von Schlaganfällen und systemischen Embolien bei Patienten mit Vorhofflimmern

Die ROCKET AF-Studie war eine ereignisgesteuerte, prospektive, randomisierte, doppelblinde Phase-III-Studie mit über 14.000 Patienten in mehr als 1.100 Studienzentren in 45 Ländern. Primäres Studienziel war die Untersuchung der Wirksamkeit von Rivaroxaban in einer Dosierung von 20 mg 1x täglich (bzw. 15 mg bei Patienten mit moderat eingeschränkter Nierenfunktion) im Vergleich zu Dosis-angepasstem Warfarin. Analysiert wurde die Prävention von Schlaganfällen und systemischen Embolien außerhalb des ZNS bei Patienten mit nicht-valvulärem Vorhofflimmern. Primärer Wirksamkeitsendpunkt war die Kombination aus Schlaganfällen jeglicher Ursache und systemischen Embolien außerhalb des ZNS.

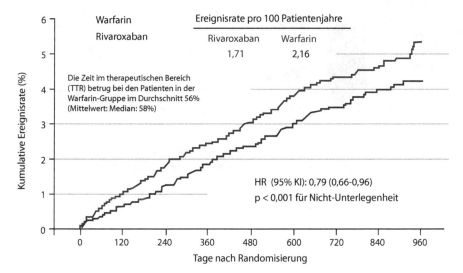

Abb. 16 Die Studie hat ihren primären Wirksamkeitsendpunkt der Nicht-Unterlegenheit von Rivaroxaban gegenüber Warfarin erreicht, das Sicherheitsprofil beider Substanzen war vergleichbar.

Quelle: Patel MR et al. NEJM 2011; 365 (10): 883–891

RECORD-Studienprogramm zur Thromboseprophylaxe nach elektiven Knie- und Hüftgelenkersatzoperationen

In den RECORD-Studien 1–3 mit ca. 10.000 Patienten nach elektiver totaler Knie- oder Hüftgelenkersatzoperation wurde Rivaroxaban mit dem niedermolekularen Heparin Enoxaparin verglichen. Die Studien bildeten die Grundlage für die EU-Zulassung von Rivaroxaban im Jahr 2008. Für alle RECORD-Studien wurde als primärer Wirksamkeitsendpunkt die Gesamt VTE-Rate definiert, eine Kombination aus allen tiefen Venenthrombosen (TVT), nicht-tödlichen Lungenembolien (LE) und Gesamtmortalität.

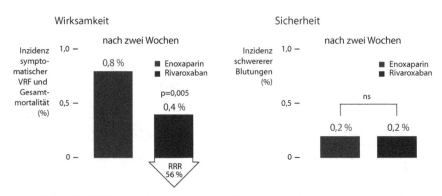

Abb. 17 Für alle RECORD-Studien wurde eine signifikante Reduktion der venösen Thrombembolien in der mit Rivaroxaban behandelten Gruppe gegenüber Enoxaparin beobachtet, bei vergleichbarer Sicherheit.

Quelle: Ericsson BI et al. J Bone Joint Surg 2009; 91-B: 636–644

CPSIA information can be obtained
at www.ICGtesting.com
Printed in the USA
LVHW080737080621
689597LV00007B/585